"十四五"河南重点出版物出版规划项目

儿外科病例解析

主 编 杨合英 岳 铭 孙贝贝

郑州大学出版社

图书在版编目（CIP）数据

儿外科病例解析／杨合英，岳铭，孙贝贝主编. —郑州：郑州大学出版社，2023.10

ISBN 978-7-5645-9875-4

Ⅰ.①儿… Ⅱ.①杨…②岳…③孙… Ⅲ.①儿科学-外科学-病案 Ⅳ.①R726

中国国家版本馆 CIP 数据核字（2023）第 156954 号

儿外科病例解析

ERWAIKE BINGLI JIEXI

策划编辑	张　霞		封面设计	王　微
责任编辑	张　霞　董　珊		版式设计	王　微
责任校对	张彦勤		责任监制	李瑞卿

出版发行	郑州大学出版社	地　　址	郑州市大学路 40 号（450052）
出版人	孙保营	网　　址	http://www.zzup.cn
经　销	全国新华书店	发行电话	0371-66966070
印　刷	河南龙华印务有限公司		
开　本	710 mm×1 010 mm　1／16		
印　张	14	字　　数	260 千字
版　次	2023 年 10 月第 1 版	印　　次	2023 年 10 月第 1 次印刷

书　号	ISBN 978-7-5645-9875-4	定　价	89.00 元

作者名单

主　编　杨合英　　岳　铭　　孙贝贝

副主编　张　大　　张国锋　　李延安
　　　　丁道奎　　张嘉凯

编　委　郭　飞　　袁宇航　　张　宁
　　　　崔铭霞　　李亚杰　　张　雯
　　　　丁　一　　田亚明　　党　娟
　　　　高　忆　　吴晓燕　　张芳芳
　　　　王　柯　　李志萍　　尚震月

前　言

　　儿童是祖国的花朵，是民族的希望，是家庭的幸福所在，孩子能够健康成长是每个父母的愿望。从呱呱坠地到生长发育的每一个阶段，孩子都有可能患病，孩子的每一点不适都牵动着家长的心，每一位家长都希望能尽早尽快帮孩子摆脱病痛，也希望通过自身的学习多了解孩子的疾病，故亟需一本小儿外科的科普书帮助家长早期正确认识及处理孩子的疾病。小儿外科常见疾病的发病率较成人低，人们对小儿外科疾病的认识较少，家长带孩子就诊经常很难分清该去哪个科室，甚至一些导诊护士也难以准确分诊，临床上经常遇到患者挂错号，辗转两三个科室才找到小儿外科医生的情况。有了这本书，家长们可以了解小儿常见疾病的诊治，正确地找到就诊科室。

　　本书涉及小儿胃肠外科、肛肠外科、肝胆外科、头颈外科、肿瘤外科、整形外科和新生儿外科等疾病，涵盖了小儿这些系统的常见病，根据症状、解剖系统编订章节，便于家长按图索骥，快速查找所需要的内容。本书在编写过程中每种疾病都从一个典型病例入手引出家长们最关心、最关注的问题，采用一问一答的形式，构思编排巧妙、语言通俗易懂、内容全面实用且不乏重点突出，有助于家长及医学生理解。本书的主编杨合英教授曾任中华医学会小儿外科新生儿学组、肛肠外科学组委员，曾至美国波士顿儿童医院交流、访问、学习。她从事小儿外科医、教、研工作 36 年，是小儿外科的国家级专家，在该领域有很深的造诣，她和她的团队花了很多精力撰写、审核本书的每个章节，在书中汇总并解答了小儿外科疾病诊疗过程中家长们最关心的问题，每章后都附有疾病相关护理要点，还介绍了一些疾病的新理论、新

1

技术,帮助家长及医务人员全面了解疾病的诊疗,教会家长一些常用的基础护理,是一本家长也能看得懂、记得住、用得上的科普书。

作为一部科普书,它所提供的信息不完全等同于医生的医嘱,不能照本引用。限于编者的水平以及知识的深度、广度,书中难免存在疏漏,恳请有关专家和广大读者提出宝贵意见和建议,以便在今后的修订中予以修正和完善。

编　者

2023 年 6 月于郑州

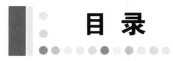

目 录

第一篇　呕吐

第二篇 腹痛

第三篇　黄疸

第四篇　肝移植

第六篇　肿瘤

第七篇　头颈部疾病

第八篇　便秘

第九篇　肛周疾病

附篇 如何预防和治疗瘢痕

第一篇 呕吐

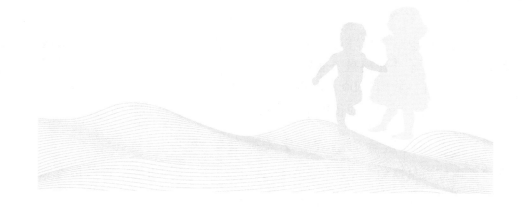

第一章　先天性肥厚性幽门狭窄

典型病例

男宝，1个月，生后15天喂奶后吐奶，呈喷射性呕吐，呕吐物为乳凝块并含酸味，不含胆汁。呕吐后还想吃，喂奶后又出现呕吐症状，逐渐加重。大小便量减少，体重不增。至当地医院查彩超示：幽门环肌增厚，厚约6 mm，幽门管长20 mm，转郑州大学第一附属医院就诊。查体见患儿营养不良并呈脱水貌，面色苍白，眼窝凹陷，皮肤及口唇干燥，皮下脂肪少，上腹胀，可见胃型和胃蠕动波，右上腹可触及一橄榄样包块。检验结果示：K^+ 2.98 mmol/L，Na^+ 132 mmol/L，Cl^- 89 mmol/L，HCO_3^- 32 mmol/L；血常规、肝功能基本正常。诊断为先天性肥厚性幽门狭窄、水电解质酸碱平衡紊乱、营养不良；给予静脉补液纠正水电解质紊乱酸碱失衡，加强营养治疗，限期行腹腔镜下幽门环肌切开术，术后2小时开始进水，24小时开始进食，术后第3天恢复良好，办理出院。

1 什么是先天性肥厚性幽门狭窄？

先天性肥厚性幽门狭窄是幽门环肌增生肥厚，幽门管腔狭窄引起的胃输出道不全性梗阻，使胃内容物不能顺利进入小肠从而发生喂奶后剧烈呕吐。我国1000~3000个新生儿中有一例，男婴居多。病因尚未完全清楚，可能和遗传因素、消化道激素紊乱、病毒感染等有关。

2 幽门狭窄的宝宝会出现哪些症状？

呕吐为早期的主要症状，多数在出生后2~4周发生。特点是有规律的逐渐加重的呕吐。开始时仅为吐奶，逐渐变为喷射状呕吐，从开始每天数次到每次喂养后都呕吐。呕吐物为奶汁或乳凝块，可含酸味，少数病例呕吐咖啡样物，是胃黏膜出血所致。患儿呕吐后有很强的食欲，能用力吸吮，但进奶后又出现呕吐，如此反复呕吐，可出现水电解质酸碱平衡紊乱、营养不良、消瘦、皮肤松弛有皱纹、皮下脂肪少、脱水、尿量减少、粪便干燥呈弹丸状。

少数患儿可出现黄疸，一旦手术解除梗阻后，黄疸在 3～5 天迅速消退。

3 做什么检查可以确诊幽门狭窄？

（1）超声是首选的检查手段，主要测量幽门肌层的厚度、幽门直径和幽门管长度。

（2）上消化道钡餐造影可直观地看到幽门管变细变长，管腔狭窄，钡剂通过困难，胃内钡剂潴留等改变。

4 得了先天性肥厚性幽门狭窄如何治疗？

宝宝确诊先天性肥厚性幽门狭窄后，应积极纠正水电解质酸碱平衡紊乱，同时做好术前准备，尽早实施手术治疗（图 1-1-1）。腹腔镜下幽门环肌切开术创伤小、效果佳、疤痕小（图 1-1-2）、术后胃肠功能恢复快。术后提倡快速康复，即术后麻醉清醒 2 小时即可少量喂水，如无呕吐可逐渐增加喂养量，过渡至正常。

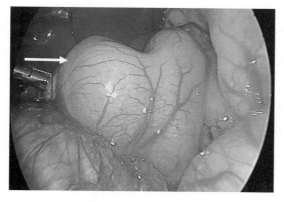

图 1-1-1 箭头所示为术中见幽门肥厚、增大

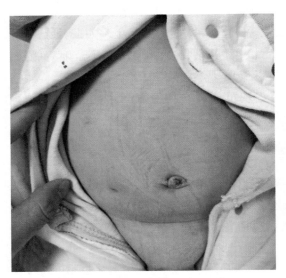

图 1-1-2　腹腔镜微创手术切口小，恢复快

5 幽门狭窄术后会影响宝宝的生活质量和生长发育吗？

先天性肥厚性幽门狭窄手术效果良好，术后加强喂养，可追赶上正常孩子，宝宝的生长发育可恢复正常。

第二章 十二指肠梗阻

典型病例

男宝，5 天。4 天前即宝宝出生第 2 天，妈妈发现孩子进食后呕吐，吐出物为进食的奶液，家里老人都说孩子吐奶是正常的，长长就好了，故没在意。2 天前妈妈发现宝宝吐出的奶液变成了绿色，这可吓坏了妈妈，孩子怎么连胆汁都吐出来啦，妈妈在网上查询发现宝宝可能是有先天畸形，赶快到郑州大学第一附属医院就诊。门诊拍立位腹平片，显示上腹部两个巨大的气液平面，考虑十二指肠梗阻收住院，入院后进一步检查彩超提示环状胰腺导致十二指肠梗阻，手术治疗，术后恢复良好，顺利出院。

1 什么是十二指肠梗阻？

十二指肠是连接胃与小肠之间的一段"C"形肠管，分为球部、降部、水平部和升部 4 个部分。它的长度约等于人体 12 根手指并排连起来那么长。十二指肠梗阻是指这段肠管通畅受阻，致使食物不能顺利通过，进而导致呕吐等症状。

2 哪些疾病可导致十二指肠梗阻？

十二指肠梗阻的常见疾病有肠旋转不良、十二指肠隔膜、十二指肠闭锁、环形胰腺，少见的还有十二指肠前门静脉、肠系膜上动脉压迫综合征、肿瘤等。

3 十二指肠梗阻的宝宝会有什么表现？

十二指肠梗阻的主要表现是呕吐，因为梗阻的位置在消化道内比较高，所以早期就会出现呕吐，而且是不伴有腹胀的呕吐。不同的病因孩子出现呕吐的时间也不同：十二指肠闭锁的孩子一般出生后很快就会出现呕吐的症状，严重的呕吐会导致患儿水电解质、酸碱平衡紊乱，表现为脱水。而对环状胰腺、肠旋转不良、十二指肠前门静脉，发病会晚一些，还有些甚至终生不会发病。这些终生不会发病的患者不需要治疗。

4 十二指肠梗阻需要做哪些检查帮助诊断？

首先要做立位腹平片，可以看到胃和十二指肠有两个气泡影，我们叫双泡征（图1-2-1），这一征象提示十二指肠梗阻。进一步明确梗阻原因还需要做B超、上消化道造影（图1-2-2）。新生儿上消化道造影要用可吸收的造影剂，图中可见十二指肠梗阻，造影剂通过障碍。B超如果看到十二指肠周围有胰腺环绕，可诊断环状胰腺，如果是肠旋转不良可以看到肠系膜上动静脉位置异常，对于十二指肠膜状狭窄（图1-2-3）或者闭锁，经验丰富的超声科医生也可以看到十二指肠内有隔膜或呈盲端。

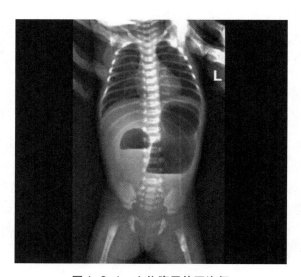

图1-2-1　立位腹平片双泡征

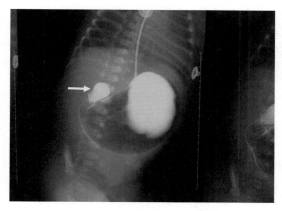

箭头所示十二指肠梗阻，造影剂通过障碍

图1-2-2　上消化道造影

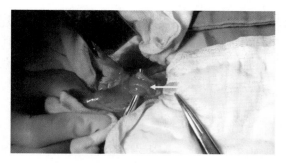

切开梗阻位置肠壁，肠腔内可见隔膜（箭头所
示），诊断十二指肠膜状狭窄

图1-2-3　十二指肠膜状狭窄

5 十二指肠梗阻应该如何治疗？

婴幼儿或儿童的十二指肠梗阻根据不同的疾病选取相应的方法治疗，如肠隔膜切除-肠吻合术、十二指肠-十二指肠菱形吻合术、十二指肠-空肠吻合术等，上述疾病一旦出现十二指肠梗阻，均需要手术治疗。

6 十二指肠梗阻术后要注意什么？

十二指肠梗阻术后要注意喂养，少量多次；早期活动；观察有无呕吐。如果术后仍有反复呕吐可能有肠功能不良、粘连性肠梗阻，需到医院复诊。

典型病例

女宝，2天，1天前喂养少量温水后出现呕吐，呕吐物初为无色水样液体，后为黄绿色胆汁样液体，伴腹胀，呕吐频繁，6～7次/天，生后10小时排少量灰白色黏液样大便。急来郑州大学第一附属医院就诊，腹部X线平片可见多个大小不等的液气平面，考虑先天性肠闭锁。住院后积极术前准备，急诊手术。术中诊断为先天性小肠闭锁，行肠切除肠吻合术，术后宝宝恢复良好。

1 什么是先天性肠闭锁？

宝宝胎儿期肠道发育过程中，某些原因会导致肠腔完全闭塞，出生后发生完全性肠梗阻，此即肠闭锁。肠闭锁可发生于十二指肠、小肠、结肠至直肠的各个节段，以小肠闭锁最为多见。

2 宝宝为什么会得先天性肠闭锁？

先天性肠闭锁发病原因尚不清楚，可能与以下因素有关。

（1）肠管空泡化障碍：胚胎第5周时，十二指肠和空肠上段形成管腔，此后会经历一个管腔闭塞时期，闭塞的管腔会出现许多空泡，并逐渐扩大，至12周空泡互相融合，贯通形成空腔。在胚胎第8～12周若肠管空泡化障碍即形成肠闭锁。

（2）肠管缺血：空肠中下段及回肠在发育过程中并无管腔闭塞期，然而脐环收缩过快、索带压迫、胎儿期肠扭转或肠套叠、肠系膜血管畸形等原因，会导致胎儿肠道局部缺血，一段或多段小肠缺血坏死、吸收或断裂，导致先天性小肠闭锁。

（3）炎症：临床上胎粪性腹膜炎宝宝常合并肠闭锁，肠管炎症、肠穿孔、腹膜炎也可能导致肠闭锁。

3 先天性肠闭锁有哪些类型？

肠闭锁分为4种类型，具体如下。

Ⅰ型：肠管连续性不中断，肠腔为一隔膜所阻塞。

Ⅱ型：闭锁两端呈盲袋状，两盲袋之间有索带相连。

Ⅲa型：闭锁两端呈盲袋状，两盲袋之间没有索带相连，肠系膜呈"V"形缺损（图1-3-1）。Ⅲb型：两盲端系膜缺损范围大，小肠呈苹果皮样，小肠全长明显短缩。

Ⅳ型：多发闭锁，各闭锁节段间系膜呈"V"形缺损，或有索带相连，酷似一段香肠。

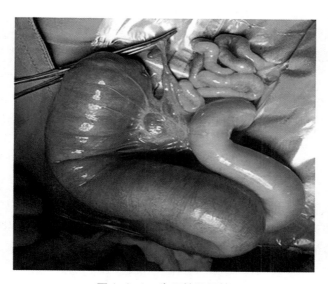

图1-3-1　先天性肠闭锁

4 先天性肠闭锁有哪些症状？

（1）母亲孕期常有羊水过多。

（2）呕吐：高位闭锁如十二指肠闭锁、空肠闭锁呕吐发生早，常于生后第1天或第1次喂奶后出现，呕吐物多为奶块，可含有胆汁，喂奶后呕吐更剧烈；低位闭锁如回肠闭锁、结直肠闭锁时呕吐常于生后2～3天出现，呕吐物为大量有臭味的粪汁。

（3）腹胀：高位闭锁时腹胀不明显或限于上腹部，低位闭锁时常表现为全腹部胀气，如未及时就医，肠管可穿孔，表现为高度腹胀，腹壁水肿，发红发亮，严重者呼吸困难甚至休克。

（4）排便异常：多数小肠闭锁宝宝无胎便排出，仅有少量褐色粪便或灰白色黏液排出。

5 先天性肠闭锁的诊断需要做哪些检查？

（1）X线腹平片：对诊断小肠闭锁及定位有很大价值。

（2）X线钡剂结肠造影：肠闭锁表现为胎儿型结肠，造影亦可排除先天性巨结肠或肠旋转不良。

（3）超声检查：孕期胎儿肠管扩张、腹腔积液对肠闭锁有提示作用。

6 先天性肠闭锁如何治疗？

手术治疗是先天性肠闭锁唯一有效的治疗方法。依据肠闭锁的分型及部位不同可采取不同手术方式。

（1）I型肠闭锁可采取隔膜切除肠管成形术。

（2）多数肠闭锁可采取肠切除一期肠端端吻合术。

（3）复杂肠闭锁可采用肠切除T型肠吻合造瘘术，2~3个月后行二期造瘘还纳术。

7 先天性肠闭锁治疗效果如何？

肠闭锁的治疗效果和分型及小肠发育情况有关，单发闭锁、低位闭锁、肠管缺失少的闭锁预后较好，而多发闭锁、高位闭锁、小肠缺失多、健康肠管少的闭锁预后较差，有的可出现短肠综合征。

第四章　先天性肠旋转不良

典型病例

男宝，50天，1个月前无明显诱因出现间断呕吐，呈喷射性，呕吐物为白色奶样物，后反复出现。1天前呕吐加重，呕吐物为黄绿色胆汁样液体，量大，无发热、腹泻等不适，急来郑州大学第一附属医院。行腹部立位片示上腹部可见气液平面。彩超示肠系膜动静脉关系改变，脐左侧不均质团块。初步诊断为先天性肠旋转不良合并中肠扭转。急诊全麻腹腔镜下探查，术中见回盲部位于中上腹，盲肠与右侧后腹壁间的膜状索带压迫十二指肠造成梗阻，小肠顺时针扭转约270°，将小肠逆时针复位，见系膜根部附着点狭窄。术中诊断：先天性肠旋转不良。行肠旋转不良矫治术，逐次游离膜状索带解除十二指肠梗阻，术后恢复良好。

1 什么是先天性肠旋转不良？

胚胎期第10周左右以肠系膜上动脉为轴心的肠管逆时针方向自左向右旋转，至回盲部转到右下腹为止。若旋转发生障碍导致的肠管位置变异及肠系膜附着不全，即为先天性肠旋转不良。由于腹膜系带或位置异常的回盲部压迫十二指肠，导致高位肠梗阻，孩子表现为反复呕吐、排便量减少、体重增长缓慢等。由于肠旋转不良患儿肠系膜附着不全，中肠游离度较大，常并发中肠扭转（图1-4-1）。此类宝宝表现为急性高位肠梗阻，即突然发生大量胆汁性呕吐。

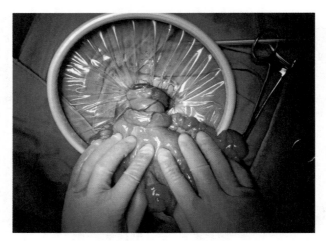

肠系膜附着不全，合并中肠扭转

图1-4-1　先天性肠旋转不良

2 先天性肠旋转不良有什么症状？

呕吐为本病最突出症状，肠旋转不良可发病于任何年龄，症状因发病年龄而异。

（1）新生儿肠旋转不良：典型症状是出生后有正常胎便排出，生后3～5天开始出现大量胆汁性呕吐，排便量减少。发病后症状可暂时好转，但很快复发。婴儿多有体重不增或下降，偶有便血或黄疸，提示预后较差。

（2）婴儿和儿童肠旋转不良：有些患儿在新生儿期有过呕吐史，但不严重。呕吐缓解后经过几周或几个月，症状反复，如此可长期间断呕吐，部分伴有间歇性中上腹疼痛。少数患者可一直无症状，突然因肠扭转产生急性剧烈腹痛和严重呕吐。

3 先天性肠旋转不良需要做哪些检查帮助诊断？

（1）腹部平片：典型病例X线腹平片因胃和十二指肠扩大显示"双泡征"，下腹部只有少量气泡或仅显示一片空白。

（2）大肠气钡双重造影：显示回盲部位置异常时，对先天性肠旋转不良的诊断具有决定性意义。

（3）钡餐造影：适用于病程较长，症状间断性发作的婴儿和儿童，钡灌肠显示回盲部位置正常时尤其必要。可见胃和十二指肠扩大，钡剂潴留或通过缓慢，十二指肠位置异常，或十二指肠空肠祥位于脊柱右侧。如果中肠扭转，可见空肠近端呈尾状旋转的"鼠尾征"。

（4）腹部超声：在合并肠扭转病例，可探及扭转的小肠系膜呈螺旋状排列，有决定性意义，在发生肠绞窄时可提示肠管血流异常，应急诊手术治疗。

4 先天性肠旋转不良应如何治疗？

入院后完善相关检查和进行必要的术前准备，包括胃肠减压、静脉补液、抗生素应用等治疗，并尽早实施手术。经典的术式是 Ladd 手术，包括复位中肠扭转（如肠管已坏死，则需切除）、松解压迫十二指肠的 Ladd 膜、松解空肠上段的膜状组织等，为避免日后发生阑尾炎时诊断困难，手术时可切除阑尾，近年来亦有部分学者认为可保留阑尾。若不切除阑尾，术后应将阑尾的位置详细记录。因肠旋转不良时有并发十二指肠闭锁或狭窄等畸形，术中探查发现时应一并处理。腹腔镜辅助肠旋转不良松解术较传统开放手术切口创伤小，恢复快。

5 先天性肠旋转不良术后疗效如何？

先天性肠旋转不良若无其他先天畸形并存，一般术后恢复良好，手术治愈率90%以上，术后呕吐、腹痛症状消失，营养状况改善。若因肠扭转导致小肠广泛坏死，术后出现短肠综合征，预后不良；少数术后可出现粘连性肠梗阻。术后应避免翻滚，饮食规律，避免暴饮暴食。

第五章　粘连性肠梗阻

典型病例

女童，6 岁，1 年前因"化脓性阑尾炎"行腹腔镜阑尾切除术，术后恢复良好。2 天前进食大量饺子后出现腹胀、腹痛，呈阵发性，伴呕吐，呕吐物初为胃内容物，后为黄绿色液体，停止排气排便。至郑州大学第一附属医院就诊，查体：患儿精神差，脱水貌，腹部膨隆，可见肠型和蠕动波，全腹压痛明显、无反跳痛，肠鸣音 4~5 次/分，可听见气过水声及高调肠鸣音。腹部立位片提示腹腔内肠管胀气，可见多个气液平。诊断为：①急性粘连性肠梗阻；②化脓性阑尾炎术后。给予禁食水，胃肠减压，静脉给予补液、抗生素应用、保护胃黏膜及营养支持治疗，开塞露辅助排便，适量活动，住院第 2 天腹胀腹痛明显好转，可自主排便，逐渐恢复饮食，1 周后痊愈出院。

1 粘连性肠梗阻是怎么引起的？

粘连性肠梗阻是肠梗阻最常见的一种类型，是指腹膜、网膜或肠系膜与腹腔脏器之间、肠管之间广泛性粘连、包裹或纤维索带形成而引起的机械性肠梗阻。本病可以发生在从新生儿到成人的任何年龄，其发生率约占肠梗阻患儿的 40%~60%，占小肠梗阻的 60%~70%。病因可分为先天性和后天性两类。先天性粘连包括卵黄管退化不全类疾病在脐部与回肠之间形成粘连带；梗阻型胎粪性腹膜炎在腹腔内形成广泛粘连；肠旋转不良合并的异常索带。而后天性粘连常有腹腔手术病史，如化脓性阑尾炎阑尾切除术后，在腹腔存在炎症、创伤、出血、异物、渗出时会形成肠粘连，若患儿饮食不当，可诱发急性肠梗阻。

2 粘连性肠梗阻的临床表现有哪些？

典型的临床表现为痛、吐、胀、闭。痛是指腹痛，可为阵发性疼痛。吐指的是呕吐，呕吐物可以是胃内容物，也可含黄绿色胆汁，高位肠梗阻以呕吐为主。胀是指由于肠道梗阻，肠内容物和气体存在肠腔中，引起腹胀，低位肠梗阻以腹胀为主，腹胀到一定程度出现呕吐。闭是指患儿不排便排气。除此以外还可有脱水、发热、感染等。

肠梗阻可致肠管的血液循环障碍，会出现肠绞榨、肠坏死，引起腹膜炎，进而患儿会出现感染中毒性休克，危及生命。

3 如何诊断粘连性肠梗阻？

粘连性肠梗阻多数有手术病史，结合腹痛、腹胀、呕吐、不排便排气的急性肠梗阻症状基本可以诊断。腹部立位片显示多个大小不等的气液平面（图1-5-1）、固定肠袢等即可明确诊断为粘连性肠梗阻。

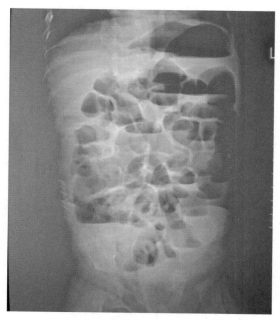

图1-5-1　腹部立位片见多个大小不等的气液平面

4 怎么治疗粘连性肠梗阻？

粘连性肠梗阻患儿需密切观察其生命体征、临床表现和腹部情况，特别是肠鸣音的变化情况。根据不同病情采取不同的治疗方案。对于症状较轻的患儿，常规给予禁食水、胃肠减压、静脉补液、预防感染及保护胃黏膜等保守治疗。对于一般情况较差、保守治疗效果不佳、怀疑有肠管缺血或坏死的患儿需急诊手术治疗。

5 怎么预防粘连性肠梗阻？

对于腹部手术的患儿，手术应尽量保护好肠管，减少对肠管造成损伤，彻底清理炎性、脓性渗出物，粪石、异物完全取出，后腹膜、侧腹膜的浆膜化及关闭系膜裂孔，应用减少肠粘连的药物；术后患儿需早期下床活动，促进肠功能恢复，减少肠管间的粘连。注意饮食，避免生冷刺激及难消化食物，避免暴饮暴食。

第六章 肠系膜上动脉压迫综合征

典型病例

女童，10岁，8个月前无明显诱因出现腹胀，伴恶心、呕吐，呕吐物为胃内容物，含胆汁，以餐后为重。于当地医院行腹部彩超和上消化道造影提示肠系膜上动脉与腹主动脉夹角为15°，考虑肠系膜上动脉压迫综合征，给予体位调整及静脉营养支持治疗，症状较前稍好转。后症状间断反复加重，保守治疗无效，体重较前减轻10 kg。至郑州大学第一附属医院就诊，行腹部超声回示腹主动脉与肠系膜上动脉的夹角约10°。上消化道造影示十二指肠降段扩张，水平部见笔杆状压迹，近端见逆蠕动征象。诊断为肠系膜上动脉压迫综合征，行十二指肠悬韧带松解术，术后给予抗炎、抑酸、静脉营养支持、切口规律换药等治疗。患儿逐渐恢复饮食，建议回家休养，并嘱咐少食多餐、高蛋白饮食。1个月后门诊复查，患儿和家属欢天喜地地说：餐后未再腹胀、恶心、呕吐，感觉一切正常，体重较前明显增长。

1 什么是肠系膜上动脉压迫综合征？

肠系膜上动脉压迫综合征是十二指肠水平部受到腹主动脉和肠系膜上动脉夹角的夹压后，引起十二指肠不完全性梗阻进而产生的临床综合征。常好发于瘦长体型者，女性多于男性。其发病的主要原因包括肠系膜上动脉与腹主动脉夹角过小、十二指肠悬韧带较高而紧、消瘦导致夹角间的正常脂肪过度丢失等。

2 肠系膜上动脉压迫综合征的表现有哪些？

肠系膜上动脉压迫综合征常常以间歇性反复发作的高位十二指肠梗阻为临床表现，常于进食后2~3小时或晚间发作或加重。常表现为上腹部胀满、反酸嗳气、恶心、食欲缺乏和消瘦，呕吐物中含有胆汁和宿食，改变体位时（如俯卧位、左侧卧位或膝胸位）可使症状缓解。严重者体检时可见上腹部饱胀、胃型和蠕动波。长期反复发作的患者，可出现消瘦、营养不良、贫血及电解质紊乱，极大影响患儿的生活质量。

3 如何诊断肠系膜上动脉压迫综合征？

肠系膜上动脉压迫综合征的诊断主要依靠病史、临床表现及影像学检查。对于反复餐后腹胀、呕吐物含胆汁及宿食、改变体位可使症状缓解的体型消瘦患儿，应高度警惕此病。及时行彩超、上消化道钡餐、腹部 CT 动脉造影（CTA）等检查。上消化道钡餐是肠系膜上动脉压迫综合征首选也是最重要的检查手段，可见钡剂通过十二指肠水平部、升部交界处受阻，呈"笔杆征"（图 1-6-1）、"钟摆征"。CTA、彩超均可观察腹主动脉及肠系膜上动脉的解剖位置及走行，测量出两者之间夹角，若平卧位小于15°，即可诊断该病（图 1-6-2）。

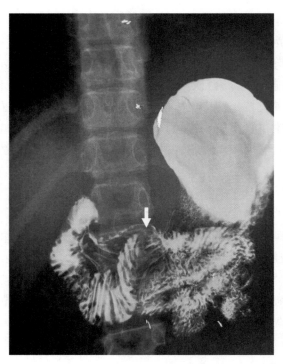

箭头所示十二指肠水平部充盈缺损，似笔杆压迫该位置，呈笔杆征

图 1-6-1　上消化道造影示"笔杆征"

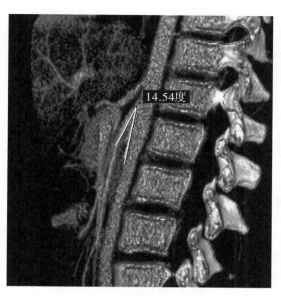

14.54度

图 1-6-2　CTA 所示肠系膜上动脉与腹主动脉夹角减小

4 肠系膜上动脉压迫综合征的治疗方法有哪些？

肠系膜上动脉压迫综合征患儿确诊后一般先采取保守治疗，急性发作期建议卧床休息、禁食水、持续胃肠减压、纠正贫血及电解质紊乱、肠外营养支持治疗。缓解期患儿应少食多餐，以易消化食物为主，餐后取俯卧位、左侧卧位或膝胸位，以预防急性发作，或放置鼻肠管越过狭窄梗阻部位进行肠内营养以改善营养状况。对于反复频繁发作、非手术治疗效果不明显的患者，可采取手术治疗。手术方式有十二指肠空肠吻合术、十二指肠悬韧带松解术等。部分患儿通过非手术疗法可有效改善症状，大部分患儿手术后症状均可得到明显缓解。

术前护理要点

1. 观察患儿精神状况、尿量、皮肤弹性及眼窝是否凹陷，出现以上症状后及时告知医生。

2. 观察呕吐情况：高位梗阻患儿呕吐症状出现早、呕吐量大、呕吐物为黄绿色胃内容，腹胀不明显；低位梗阻腹胀明显，呕吐症状出现晚，患儿早期呕吐物为胃内容物，晚期为胆汁样甚至粪水样胃内容物。呕吐时需将患儿头部偏向一侧，轻轻拍打后背，避免误吸及呛咳，记录呕吐物的颜色、性质和量。

3. 保持胃肠减压管通畅，减轻腹胀，减少呕吐，妥善固定、避免扭曲打折，保持有效引流；抱起患儿时引流管应低于患儿头部，避免反流；避免患儿抓挠，必要时应用手套等保护用具；定时更换患儿鼻翼胶布，避免潮湿及压力性溃疡；观察引流液的颜色、性质、量，并记录。

4. 建立静脉通路，补充水、电解质及营养药物，避免呕吐后患儿脱水、电解质紊乱、酸碱失衡。

5. 先天性肥厚性幽门狭窄的患儿呕吐呈喷射状，严重时奶汁从口腔、鼻腔喷出，伴有隔夜食物的酸臭味，需将患儿头偏向一侧，避免呛咳、误吸；此类患儿饥饿感特别强，肠道内食物不多，大部分滞留在胃内，为了减轻胃幽门部位水肿，通常会留置胃管，引流出胃内容物。术前需行消化道造影检查，检查结束后应用生理盐水洗胃，冲洗出残留的钡剂。这时家长注意少量多次喂养患儿，安抚患儿情绪，减轻患儿因饥饿感导致的哭闹。

十二指肠梗阻的患儿呕吐症状出现较早，呕吐物为黄绿色胃内容物，腹胀不明显，容易出现水、电解质紊乱，因此患儿出现呕吐时应及时就诊，以免延误治疗。住院期间观察患儿皮肤弹性，口唇颜色和尿量，给予有效的胃肠减压，观察胃液的颜色、性质、量，及时补充水、电解质及营养药物。

肠旋转不良的患儿呕吐呈间歇性，呕吐物为黄绿色胃内容物，病程较长，患儿易出现营养不良及生长发育落后，因此确诊后需积极治疗，改善营养状况。

粘连性肠梗阻患儿一般有手术史，呕吐出现于进食生、冷、硬及暴饮暴食后，呕吐物初期为所进食物，后期症状未缓解呕吐物变为黄绿色胃内容物。

肠系膜上动脉压迫综合征患儿易出现进食后腹痛、恶心呕吐，长期发作患儿出现消瘦、脱水及营养不良，体位治疗如俯卧位、左侧卧位或膝胸位后轻症患儿可缓解；重症患儿需留置鼻胃管，妥善固定鼻胃管，标记清晰，避免脱出、打折，可经鼻腔肠管加强营养，注入食物以流质饮食为主，避免堵塞管道，注食完毕询问患儿有无不适，注食前后应用温水冲洗管道。

术后护理要点

1. 妥善固定胃管及腹腔引流管，采用二次固定法，及时更换潮湿及脱落的胶布，避免牵拉及脱落，保持引流通畅，密切观察胃液及引流液的颜色和性质，定时测量胃液及引流液的量，如有异常及时告知医师。

2. 避免患儿哭闹，必要时应用安抚奶嘴，防止切口裂开，鼓励患儿尽早活动，年龄较小的患儿可由家长抱起被动活动，促进肠蠕动恢复。

3. 术后饮食遵医嘱少量多次喂养，可从 10 mL 水和奶开始，逐渐增加饮食量，提倡母乳喂养，喂奶后及时抱起拍嗝，避免溢奶；长期禁食的患儿需要做好口腔护理，可用生理盐水棉球擦拭，年长患儿可配合刷牙或漱口。

4. 术后需要保持切口敷料清洁干燥，避免潮湿，如有渗出及时更换。

健康指导

1. 腹部手术后的患儿应规律进易消化食物，如面汤、小米粥、大米粥、龙须面、清蒸鱼、蒸蛋羹等易消化及富含蛋白质的饮食；冷饮、饺子、羊肉串、炸鸡、汉堡等食物应避免食用，半年后逐渐恢复正常饮食。术后最多见的并发症是粘连性肠梗阻，进食不规律或进食生、冷、硬、刺激性强的食物都会诱发肠梗阻，出现腹痛和呕吐，所以应注意饮食，养成良好的生活习惯。

2. 先天性肥厚性幽门狭窄的患儿术后奶量逐渐增加到同龄儿水平，定时监测患儿体重及营养指标是否达标；肠旋转不良患儿术后不要打滚玩耍，避免造成肠扭转。肠系膜上动脉压迫综合征进食后避免剧烈运动，防止呕吐、腹痛等症状发生。术后需定期随访，定时复查。

第二篇 腹痛

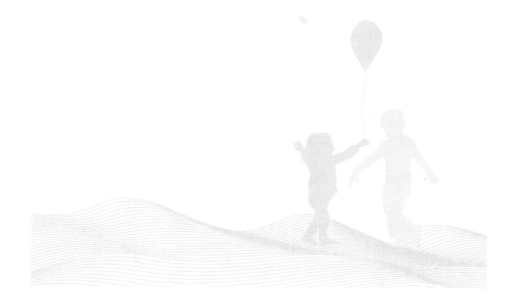

典型病例

女童，8岁，间断性脐周疼痛半年，疼痛呈阵发性，可自行缓解，2～3次/周，大便稍干，1～2次/周，可伴有恶心、呕吐、腹泻等不适。查血常规、粪尿常规、腹部彩超、CT等未见明显异常。调整患儿饮食结构，拒绝辛辣刺激及生冷食物，养成良好饮食和排便习惯后，腹痛逐渐缓解。

1 儿童功能性腹痛是怎么回事？

儿童功能性腹痛与胃肠道器质性疾病引起的腹痛不同，多发生于学龄前儿童，以胸骨以下、脐周及耻骨以上部位发生的腹部疼痛为主要临床表现的功能性胃肠病，以脐周疼痛最为常见。女孩多于男孩。一般不会影响孩子的生长发育，但是反复发作的腹痛严重影响孩子的生活质量。

2 功能性腹痛有什么临床表现？

功能性腹痛主要临床表现为腹部阵发性疼痛、恶心、呕吐、腹胀以及厌食等，有些患儿仅为上腹部不适或者疼痛。

3 什么原因引起的功能性腹痛？

引起功能性腹痛的原因有以下几种。①不良的饮食习惯：不定时不定量的饮食，多吃甜食冷饮和油炸食物等；②不良的排便习惯：多数存在明显的便秘现象；③心理因素：与明显的暗示现象有关，当患儿感受到压力时，可能出现腹痛；④季节或天气的变化。

4 怎么诊断功能性腹痛？

功能性腹痛的诊断参考罗马Ⅲ诊断标准：①通过病史、查体及辅助检查排除了器质性疾病。②腹痛每周出现 1 次，持续至少 2 个月。③疼痛不具有特异性，且为间断发作。④多为脐周疼痛，或发生于胸骨以下、耻骨以上部位。⑤腹痛发作间歇表现正常。

5 怎么治疗功能性腹痛？

功能性腹痛的治疗：①一般治疗，调整饮食结构，合理饮食，改善大便习惯，加强锻炼，提高免疫力和抵抗力。②药物治疗，解痉药物治疗，如 654-2、颠茄合剂等。③心理辅导，减轻儿童心理压力。④中医中药治疗，根据不同的情况，辨证施治，配合针灸、艾灸、推拿、拔罐、捏脊等多种方法。

第二章　阑尾炎

典型病例

男童，9 岁，2 天前出现肚脐周围疼痛，8 小时后疼痛转移至右下腹，伴发热，体温最高 38.5 ℃，伴恶心、呕吐，呕吐物为进食食物，不含黄绿色胆汁，至当地医院就诊查体：右下腹压痛及反跳痛阳性。腹部彩超提示阑尾肿大伴腔内强回声，初步诊断：急性阑尾炎。给予输注抗生素消炎治疗，腹痛逐渐加重，体温较前升高，最高 39.5 ℃。2 小时前来郑州大学第一附属医院就诊，体格检查全腹部压痛、反跳痛阳性，以右腹部为主；查血常规示 WBC $19.29×10^{12}$/L，中性粒细胞百分比 85%；CT 检查见阑尾增粗伴阑尾粪石，阑尾周围模糊、可见渗出，盆腔少量积液（图 2-2-1）；诊断为急性化脓性阑尾炎并局限性腹膜炎，住院完善术前准备后，急诊全麻下行腹腔镜阑尾切除术，术中可见腹腔积脓（图 2-2-2），阑尾中部化脓穿孔，内含粪石 1 枚。术后麻醉清醒 2 小时后开始饮水，早期下床活动，逐步过渡为流质饮食、正常饮食。术后 5 天恢复良好出院。

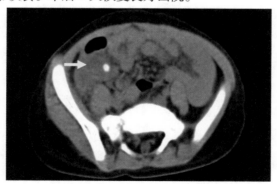

箭头所示白色光点为高密度粪石

图 2-2-1　CT 见阑尾腔增大，周围可见积液

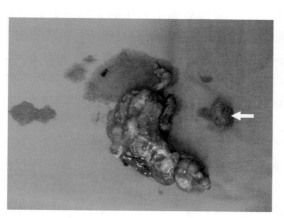

箭头所示为阑尾粪石，粪石嵌顿阑尾腔、阑尾坏疽、穿孔

图2-2-2　切除的阑尾

1 孩子为什么会得阑尾炎？

急性阑尾炎是小儿外科急腹症最常见的疾病，它可以发生于小儿各个年龄，尤其是6~12岁学龄儿童。阑尾腔梗阻和病原菌感染是造成阑尾炎的主要原因。最常见引起阑尾腔梗阻的是粪石阻塞，其余还有阑尾先天性扭曲、阑尾腔狭窄、腹腔粘连引起阑尾压迫或者扭曲，阑尾腔内异物及寄生虫等。

2 阑尾炎会有哪些临床表现？

阑尾炎的典型临床表现为突发中上腹、脐周的疼痛，呈持续性疼痛，阵发性加重，6~10小时后转移至右下腹，多伴有恶心、呕吐、腹泻、发热、精神食欲差。小儿阑尾炎也可无上述典型症状，而为行走缓慢，身体前倾，惧怕震动，活动减少等小儿腹痛的特殊表现。查体右下腹压痛，如出现阑尾化脓可出现腹肌紧张、反跳痛等局限性腹膜炎特征。如弥漫性腹膜炎则会出现全腹部压痛、反跳痛阳性和肌紧张。婴幼儿病史叙述不清，一般有烦躁不安、哭闹不止、"颠簸痛"，甚至高热、反应淡漠、嗜睡、拒食等。由于患儿很多不能详细描述自己的痛苦，小儿阑尾炎特别容易误诊，进而导致阑尾穿孔形成腹膜炎。

3 如何诊断阑尾炎？

阑尾炎的诊断依靠病史询问、体格检查、实验室及影像学检查。转移性右下腹疼痛的病史，麦氏点固定的压痛是阑尾炎典型的表现，腹部压痛、反跳痛、肌紧张是合并腹膜炎的典型体征。血液检测中白细胞、中性粒细胞、白介素、CRP升高，尿粪常规一般无特殊变化。影像学检查首选超声检查，其具有很高的敏感性和特异性。当超声诊断不典型，CT检查可以进一步辅助诊断。

4 孩子得了阑尾炎必须手术吗？

阑尾炎的治疗方案有保守治疗和手术治疗，保守治疗包括对症处理发热、补液纠正水电解质紊乱，抗感染治疗等。选择抗生素控制感染，通常要覆盖到厌氧菌和需氧菌。对于合并粪石或保守治疗效果不佳者，尽早手术治疗是必须的。目前主流的腹腔镜下切除阑尾具有创伤小、痛苦小、恢复快的特点。对于病史长、腹腔粘连严重、患儿一般情况差者，则采取传统开腹手术更为合适。随着技术的发展，合并粪石的阑尾炎尚未穿孔的患儿可采取肠镜下阑尾冲洗术（ERAT），术后恢复快，痛苦小，没有切口，需临床医师充分把握适应证。

5 阑尾炎切除术后有哪些并发症？

伤口感染是开腹手术常见的并发症，经过清创引流和有效的抗感染治疗逐渐愈合。腹腔残余脓肿，是术后早期的并发症，多数采取抗感染治疗，必要时可彩超引导下穿刺引流。肠粘连梗阻常发生于阑尾炎切除术后数天内，也可发生于术后数月，甚至数年后，早期可保守治疗，保守治疗无效时可考虑二次手术，以松解粘连、解除梗阻、预防再粘连为主。

6 阑尾炎术后需要注意哪些问题？

阑尾炎多数为急诊手术，术后孩子需要充分听从医师的建议，及早下床活动，促进肠功能的恢复，减少肠粘连。同时饮食是重中之重，对于生冷刺激和不容易消化的食物尽可能少吃甚至是不吃。随诊也很重要，出院以后应定时门诊复查。

典型病例

女童，1 岁，10 小时前患儿无明显诱因出现阵发性哭闹，伴面色苍白、拒食，持续 6 分钟后安静入睡，20 分钟后再次发作，伴呕吐、呕吐物为胃内容物，不含黄绿色胆汁。6 小时后患儿出现便血，呈果酱样便，腹痛较前加重。母亲紧急带孩子来郑州大学第一附属医院就诊，查体发现患儿急性病面容，轻度脱水，右上腹可触及一腊肠样包块，压痛明显，肛诊排出果酱样大便。考虑急性肠套叠，超声检查得到证实，行超声引导下肠套叠水灌肠复位术，复位成功，随后患儿安静入睡，睡醒后饮食正常，复查彩超无复套后出院。

1 什么是急性肠套叠？

急性肠套叠是婴幼儿期常见的急腹症，由于肠蠕动功能紊乱或肠管局部器质性病变导致一部分肠管及其系膜套入临近肠管中。临床主要表现为阵发性腹痛、腹部包块、果酱样血便。

2 什么原因导致肠套叠？

肠套叠根据病因可分为原发性肠套叠和继发性肠套叠。婴幼儿肠套叠多属于原发性肠套叠，多见于 2 岁以下婴幼儿，尤其是 4 ~ 10 个月婴儿最常见，可能与婴幼儿回盲部游离度大、上呼吸道感染或肠道病毒感染及饮食不当致肠功能紊乱等因素有关。继发性肠套叠是指套入的部分有器质性病变，如肿瘤、息肉、梅克尔憩室等，以病变为支点，发生肠套叠。

3 急性肠套叠的婴儿有哪些临床表现？

急性肠套叠的腹痛一般为阵发性，表现为突然阵发性的哭闹，伴面色苍白、拒食，持续几分钟后安静，可入睡，间隔 15～30 分钟反复再发，常伴呕吐，早期为胃内容物，病情持续后可有黄绿色胆汁样物。腹部包块为类腊肠样，多在右上腹部、剑突下，可活动。血便为典型的果酱样大便。

4 怎么诊断肠套叠？

有肠套叠相关表现的患儿，检查首选彩超（图 2-3-1），方便快捷，套叠肠管呈"同心圆征"或者"靶环征"即可诊断肠套叠。如疑有肿瘤引起或者存在梅克尔憩室等，可行 CT、异位胃黏膜显像等检查明确诊断。

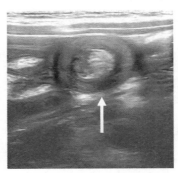

图 2-3-1 超声见同心圆征

5 小儿肠套叠需如何治疗？

小儿肠套叠的治疗首选保守治疗，传统的保守方法是 X 线监视下的空气灌肠法，既可以诊断（图 2-3-2），也能治疗；近年来逐渐普及的超声引导下水压灌肠肠套叠复位成为更加安全、有效的治疗方式（图 2-3-3、图 2-3-4）。若患儿病史时间长、一般情况较差或者复位失败者需及时手术治疗（图 2-3-5）。

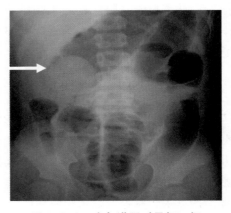

图 2-3-2 空气灌肠时见杯口征

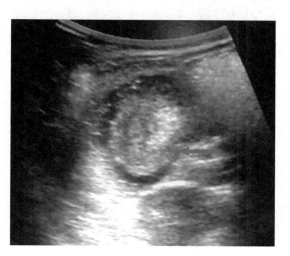

注入生理盐水，水流至肠套叠的套头部，呈"孤岛征"，肠套叠头端逐渐后退回至回盲部

图2-3-3 超声下见"孤岛征"

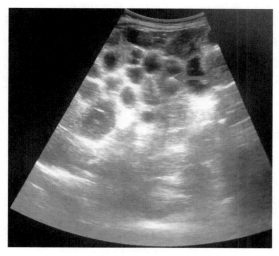

复位成功后超声下见小肠进水，典型表现为"蜂窝征"

图2-3-4 超声下见"蜂窝征"

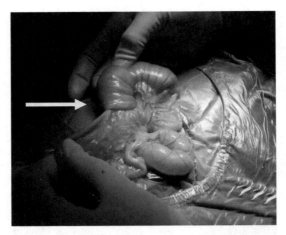

图2-3-5 术中见阑尾、部分回肠及对应系膜套入结肠

6 小儿急性肠套叠灌肠复位哪种方法更好?

彩超引导下水灌肠复位治疗小儿急性肠套叠安全、无辐射、复位率高,对反复发作的肠套叠可重复灌肠复位。

7 肠套叠复位后需要注意哪些问题?

小儿原发性肠套叠灌肠复位后的孩子复查无复套后即可出院,院外应注意饮食,避免生冷刺激的食物,腹部保暖、避免受凉。若继发性肠套叠需要进一步检查明确诊断、手术治疗,手术后的患儿需早期下床活动,促进肠功能恢复。

第四章 肠系膜淋巴结炎

典型病例

男童，6岁，1周前发生上呼吸道感染，随后出现脐周阵发性疼痛，可自行缓解，伴有轻度的恶心，无呕吐、发热、腹泻等不适。血常规、粪尿常规均正常。彩超提示肠系膜淋巴结肿大。建议注意饮食卫生，避免生冷刺激及油炸食物，腹部保暖避免受凉，腹痛逐渐缓解。

1 什么是肠系膜淋巴结炎？

肠系膜淋巴结炎主要是肠系膜淋巴结充血、肿大，是小儿腹痛常见的原因，常继发于肠道炎症或上呼吸道感染以后。好发于7岁以下的小儿，男孩多于女孩，有明显的季节倾向，多在春冬季节发病。

2 肠系膜淋巴结炎是怎么引起的？

急性肠系膜淋巴结炎是非特异性炎症，一般多认为是病毒感染、细菌或毒素等经血行播散到富含淋巴管的回肠末端，通过淋巴管进入局部淋巴结，激发机体免疫反应，淋巴结内细胞迅速增值，导致淋巴结肿大。炎性淋巴结肿大导致炎性渗出物的吸收和刺激，可出现发热、腹痛、恶心等临床症状。

3 肠系膜淋巴结炎有哪些症状？

肠系膜淋巴结炎常在急性上呼吸道感染病程中并发或者是继发于肠道炎症后。部分患儿发病前有咽痛、倦怠不适等前驱症状。典型的临床表现为右下腹或脐周疼痛、恶心呕吐，有时可伴有发热、腹泻或便秘。查体时腹部触痛范围较广，压痛点可随体位的变化而改变，很少有反跳痛和肌紧张。有些患儿可并发肠套叠或肠梗阻。当细菌引起肠系膜淋巴结化脓性改变时，可形成脓肿或出现腹膜炎症状。

4 怎么诊断肠系膜淋巴结炎？

肠系膜淋巴结炎的诊断主要依据病史、临床表现及超声检查。发病前有上呼吸道感染或肠道感染病史；有发热、腹痛、呕吐等症状，腹痛多位于右下腹及脐周，为阵发性、痉挛性疼痛；体检压痛不固定，少有反跳痛及腹肌紧张；白细胞计数正常或轻度升高；腹部彩超提示多发肠系膜淋巴结肿大（图2-4-1），并排除其他引起腹痛的常见病。根据炎症指标是否正常可以区分为急、慢性肠系膜淋巴结炎。

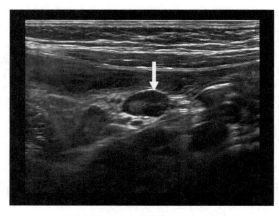

箭头所示为超声所见肿大的淋巴结

图2-4-1　多发肠系膜淋巴结肿大

5 怎么治疗肠系膜淋巴结炎？

肠系膜淋巴结炎是一种自限性疾病，对于肿大的淋巴结，无需应用抗生素。细菌感染导致的急性肠系膜淋巴结炎，如出现炎症指标升高甚至是出现严重感染或败血症时，需选用有效的抗菌药物抗感染治疗，感染控制后3个月复查彩超观察淋巴结变化情况，大部分肠系膜淋巴结变小或恢复正常，形成慢性淋巴结炎。

典型病例

男童，3 岁，3 天前无明显诱因出现下腹疼痛，呈阵发性，每次持续约 5 分钟，间隔约 30 分钟，疼痛时难以忍受，伴发热，热峰 38 ℃，就诊于当地县医院，给予静脉输液抗感染治疗，效果欠佳，急来郑州大学第一附属医院，查彩超示回肠末端囊性包块，考虑囊肿型肠重复畸形；血常规示白细胞 $13.6×10^{12}$/L。诊断为囊肿型肠重复畸形，行腹腔镜探查，术中确诊回盲部囊肿型肠重复畸形，给予畸形肠管剥除术，术后 6 小时少量饮水，术后第 3 天排气排便，逐渐过渡到流质饮食、普食，术后第 6 天康复出院。

1　什么是肠重复畸形？

肠重复畸形是消化道重复畸形的一种，重复肠管为紧密附着于消化道的球形或管状空腔物，是一种较少见的先天性消化道畸形，由胚胎时期的发育异常所致，包括原肠腔化障碍、暂时性憩室的残留以及脊索-原肠分离障碍等原因，均可导致肠重复畸形的形成。消化道任何部位均可发生，小肠重复畸形较多，多见于回肠（图 2-5-1）。

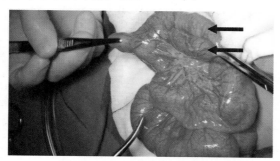

图 2-5-1　术中发现回肠重复畸形（两套肠管重复并行）

2 肠重复畸形会有哪些表现？

1. 肠梗阻：因肠重复畸形的囊性包块或索带形成压迫肠腔引起肠梗阻的患儿表现为腹痛、呕吐、腹胀、停止排气排便等。

2. 以重复畸形的肠管为支点引起继发性肠套叠，患儿除上述肠梗阻表现外，还表现为阵发性哭闹、果酱样血便等。

3. 腹部包块：部分患儿可于腹部触及肿块，肿块为囊性、光滑、活动性较大，同时由于肿块张力高，可引起腹部不适或慢性间歇性腹痛。

4. 消化道出血：肠重复畸形黏膜组织中有异位胃黏膜可分泌盐酸和消化酶，刺激腐蚀重复畸形肠黏膜组织和附近肠壁，发生出血。不同位置的肠重复畸形会有不同表现，高位表现为呕血、低位表现为便血等，长期慢性失血可导致贫血。

5. 肠坏死及腹膜炎：重复畸形可引起肠扭转，索带亦可压迫造成肠缺血肠坏死，或因继发感染、溃疡穿孔等导致腹膜炎。

3 肠重复畸形需要做哪些检查？

1. 彩超检查：安全无辐射，有经验的超声科医生可判断重复畸形的部位和大小，可作为筛查检查首选。

2. 同位素^{99m}锝扫描：肠重复畸形因含有异位胃黏膜组织，经静脉注射^{99m}锝后腹部扫描，可见放射性浓集区。

3. 消化道钡餐造影：可显示肠腔有钡剂充盈缺损或肠壁有受压切迹。

4 怎样治疗肠重复畸形？

一旦确诊，即手术治疗，因其有引起并发症和成年后发生癌变的风险，故无症状的肠重复畸形也应手术切除。手术方式可根据病变类型选择单纯重复畸形切除术、囊肿开窗内引流术、重复畸形及肠管部分切除肠吻合术等。

5 肠重复畸形疗效如何？

肠重复畸形疗效较好，少数患儿术后可出现粘连性肠梗阻，要注意饮食，避免粘连性肠梗阻的发生。成人肠重复畸形有癌变风险，故建议发现后尽早手术。

第六章 胰腺炎

典型病例

　　男童，8岁，2天前骑自行车时不慎摔倒，车把撞到了肚子，未在意，晚上出现上腹部疼痛、恶心、呕吐，吐的都是吃的东西，立即去医院就诊。查血淀粉酶537 U/L，尿淀粉酶1500 U/L。当地诊断为外伤性胰腺炎，建议转上级医院就诊。次日转入上级医院，查体：脱水貌，腹部稍膨隆，以上腹部为主，上腹部压痛及反跳痛明显，听诊肠鸣音弱，2～3次/分。彩超发现胰腺中段组织水肿，近端胰管显示不清，远端胰管轻度扩张（图2-6-1）。磁共振水成像（MRCP）提示胰腺颈部实质撕裂伤，胰周积液，胰管连续性完整。给予禁食水、生长抑素、抗生素及静脉营养应用。经过一段时间的治疗，小男孩的血尿淀粉酶均达到了正常，复查彩超和MRCP显示胰腺基本恢复正常。孩子逐渐从低脂饮食恢复至正常饮食，开开心心地出院。

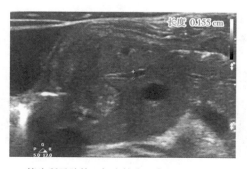

箭头所示胰管，轻度扩张，直径0.155 cm

图2-6-1 彩超示胰管

1 **"车把伤"为什么会导致胰腺炎?**

"车把伤"多数是由于车把不小心撞伤上腹部导致,也可由机动车事故等原因引起。这是由于胰腺位于腹膜后,前有腹内脏器、后有脊柱,来自前方的钝性暴力作用于上腹部,将胰腺挤压在脊柱上,发生胰腺挫裂伤或横断伤。

2 **胰腺炎常见的原因有哪些?**

急性胰腺炎是多种病因引起的胰酶激活,以胰腺局部炎症反应为主要特征,伴或不伴有其他器官功能改变的疾病。临床表现为腹痛,血清胰酶水平升高等。根据病史的长短分为急性胰腺炎和慢性胰腺炎,急性和慢性胰腺炎之间存在连续性。除了外伤,其他原因有暴饮暴食、胰胆合流异常、胆石症、代谢病、特发性胰腺炎等。

3 **怎么诊断胰腺炎?**

胰腺炎的诊断基于临床病史、体格检查、实验室指标和影像学检查。当出现左上腹疼痛,特别是压痛和反跳痛均为阳性时,需警惕胰腺炎的发生。血清淀粉酶和脂肪酶升高均可提示胰腺炎。超声、CT、MRCP可作为辅助检查进一步明确诊断。

4 **怎么治疗胰腺炎?**

胰腺炎的治疗原则:①禁食、胃肠减压、静脉补液、加强营养;②应用抗胰酶分泌药物如生长抑素;③应用抗生素控制感染;④查找原因,处理病因,如有外科指征,及时手术治疗;⑤发热、腹痛等给予对症处理。

5 **哪些胰腺炎需要手术治疗?**

①急性坏死性胰腺炎,保守治疗效果欠佳者;②胰周积液甚至出现胰周脓肿,或假性胰腺囊肿者;③合并胰胆管发育畸形,如胆总管囊肿、胰胆合流异常继发胰腺炎控制欠佳者。

6 **胰腺炎的转归有哪些?**

轻型急性胰腺炎如及时治疗多恢复良好,重症急性胰腺炎有一定的死亡率,形成假性胰腺囊肿者后期需要手术治疗。

第七章 消化道异物

典型病例

男宝，3 岁，1 天前突然出现腹痛、腹胀、呕吐，呕吐物为黄绿色胃内容物，伴发热，最高 38.5 ℃。至当地县医院拍腹部立位片见腹部有 9 个磁力珠连成环，肠腔可见多个液气平面，膈下见少量游离气体。急诊来郑州大学第一附属医院就诊，入院后完善相关检查后诊断为：消化道异物并穿孔。急诊手术，术中可见肠管多处穿孔，肠间多发粘连，部分肠管坏死，行坏死肠管切除，肠吻合术和穿孔肠管修补术。术后早期下床活动，给予抗生素、静脉营养液等治疗，术后一周切口愈合良好出院。

1 宝宝为什么会误食异物？

宝宝在 3 个月的时候开始吃手能够拿到的物品，无论是自己的手脚、玩具，还是不能吃的东西，都要往嘴里吃，通过嘴对外部世界认识和探索是宝宝的特有形式。还有一些大的孩子出于好玩、好奇，在玩耍的时候会把一些东西放进嘴中，不小心吞咽下去。还出现过一些孩子将一些非食物的东西喂食给更小的孩子。

2 常见的消化道异物有哪些？

常见的消化道异物有以下几种。①钝性异物：硬币、拉链、吊坠、游戏币、钥匙、发夹、指甲剪、戒指等；②锐性异物：针、铁钉、鱼刺、骨头、枣核、灯泡芯、玩具铁剑、别针等；③磁性异物：如磁力珠、磁铁、磁棒等（图 2-7-1、图2-7-2）；④腐蚀性异物：纽扣电池、电池、管道疏通剂等；⑤其他：水养球、棒棒糖棒等（图 2-7-3、图2-7-4）。

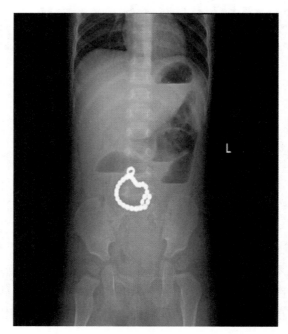

见多发磁性异物吸附成环，并多个气液平面，提示肠梗阻

图2-7-1　立位腹平片腹腔异物

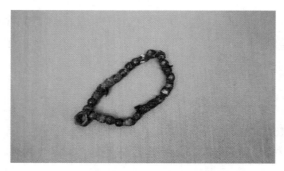

异物已被消化液腐蚀，与术前 DR 显示数目吻合

图2-7-2　手术取出异物

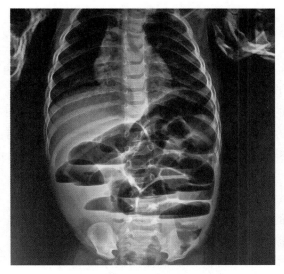

见多个气液平面，提示肠梗阻

图2-7-3 患儿误服"水养球"后查立位腹平片

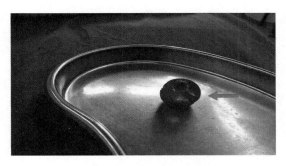

图2-7-4 手术取出"水养球"

3 消化道异物会导致什么危害？

　　一部分异物能够通过消化道自然排泄出去，但是仍有一部分异物会给身体带来很大的危害。如较大的钝性异物，膨大的水养球可能嵌顿在消化道狭窄处，引起肠梗阻。锐性异物可能刺破消化道，损伤周围组织。多个磁性异物可能会在肚子里相互吸引，引起肠管的多发穿孔或坏死。腐蚀性异物可能会腐蚀消化道，引起消化道穿孔。管道疏通剂则会引起大范围的消化道腐蚀，同时具有肝肾毒性，可能出现中毒性休克，危及生命。

4 如何处理消化道异物？

如果发现孩子吃下了这些东西不要慌张，要判断吃下去的东西的数量和时间，能够给医生提供正确的病史，以便医生正确判断病情、制定治疗方案。对于能够排泄出去的消化道异物，我们需要定期定时检查患儿的腹部情况、异物的变化位置及大便的情况，有部分钝性异物可自行随大便排出。如果异物嵌顿在上消化道，可以通过胃镜监视下取出。如果是磁力珠、枣核、水养球等导致肠梗阻或肠穿孔者，则需要积极手术治疗。

5 如何避免孩子吞食异物？

首先家长的监护责任是重中之重，一定不要让孩子离开看护人的视线，家里不让孩子接触到能够吞下的物品，对孩子要充分教育，不要将这些物品放入口中。医疗机构和媒体要向公众宣传，引起社会的共同关注。特别是磁力珠、水养球，希望家长不要买这些玩具，呼吁社会关注，禁止生产和销售这类物品。

术前护理要点

1. 患儿腹痛时，需观察腹痛的部位、疼痛持续时间、发作频次。

2. 观察腹痛与进食有无关系，进食后疼痛是否加重，同时是否有发热、呕吐、腹泻等伴随症状。如伴有呕吐，查看呕吐物的颜色、性质、量。发热时峰值是多少，腹痛和发热出现的先后顺序，外科疾病常常是先腹痛后发热，这些都能够为疾病的诊治提供重要帮助。

3. 肠套叠患儿呈阵发性哭闹，伴呕吐，腹部可触及腊肠样包块，排果酱样血便。套叠时间短且患儿一般情况好，可保守治疗：彩超引导下水灌肠复位；套叠时间长，患儿精神差，积极行手术治疗。

阑尾炎患儿一般先出现腹痛（早期位置不具体，以上腹部为主，数小时后转移为右下腹疼痛），伴发呕吐、发热，体温超过 38.5 ℃时给予物理降温或应用药物退热，有腹肌紧张时提示腹膜炎发生，皮下脂肪厚的患儿腹肌紧张不明显，年幼的患儿表述不清晰，要靠医师细致的体格检查。

肠重复畸形患儿术前可有不同的临床表现，若出现肠梗阻症状时需禁食补液，减轻肠道负担，症状缓解后可进食少量流质饮食，积极完善术前检查。

胰腺炎的治疗是一个漫长的过程，患儿需长期禁食，应用抑制胰液分泌及抗胰酶药物，定期检测血、尿淀粉酶指标，评估治疗效果。血、尿淀粉酶降至正常、患儿腹痛及呕吐明显减轻后可少量饮水，逐渐增加饮食，以面食为主，避免油腻食物。

4. 进食异物后家长不要慌张，如果能确定进食异物的种类、数量、形状，或者有相同的物品，就诊时让医师直观查看，能够辨别物品的危害性，如果异物圆滑、不易变形和变性（玻璃珠、硬币等），可以观察大便情况，监测异物是否自行排出。不能自行排出的异物（钢钉、铁丝、针、水养球等），X 线检查提示异物在胃内者可行胃镜取出；位于肠道者可根据情况适时手术；若患儿出现肠梗阻或肠穿孔等情况需急诊行手术治疗。

术后护理要点

1. 腹部手术后，常规留置胃肠减压管，保持胃肠减压通畅，减轻腹胀，促进肠蠕动恢复。

2. 麻醉清醒后可抬高床头，取半卧位，一方面可减轻腹痛，另一方面可使炎症局限于盆腔。

3. 观察切口敷料是否清洁干燥，保持腹腔引流管通畅，定时挤压，避免堵塞，记录引流液的颜色、性质、量，术后应早期下床活动，促进肠功能恢复，观察患儿腹部情况及体温变化。

4. 术后遵医嘱融入快速康复理念，第 1 天少量饮水，第 2 天少量流质饮食，逐渐过渡到软食、普食。肠吻合术后 5～7 天是吻合口瘘的高发期，应密切观察腹部情况，有无腹痛，体温有无升高，引流液有无异常。

5. 胰腺炎患儿手术治疗后，观察腹腔引流管引流液的颜色、性质、量变化，必要时送检，监测淀粉酶的下降情况，遵医嘱给予应用抑制胰液分泌及抗胰酶药物、静脉营养药物应用。

健康指导

1. 腹部手术患儿饮食指导尤为重要，术后 3～6 个月是肠梗阻的高发期，进食不规律或进食生、冷、硬、刺激性强的食物都会引起肠梗阻，应进食规律易消化饮食，定期随访。

2. 幼儿胰腺炎大多是外伤引起的，部分是由饮食及胰胆结构异常引起，所以幼儿患胰腺炎的概率是可控的，应主动避免危险因素的发生。患儿腹壁薄，腹部受到严重撞击后会损伤胰腺，出现腹痛，呕吐，早期血淀粉酶升高。随之尿淀粉酶升高，外伤引起假胰腺囊肿时，需定期随访，监测囊肿大小变化，选择合适时机手术治疗。

3. 每年都会收治不少误食异物的患儿，大多数年龄小于 3 岁。处于口欲期患儿会将各类物品放嘴里，一不小心就会咽下，少数患儿有异食癖，吞食异物时往往家长并不知晓，等患儿出现腹痛、呕吐时至医院检查才被发现，其中一些患儿的消化道已穿孔，给患儿带来了不可逆转的伤害，在此提醒家长带孩子一定要细心、耐心、有安全防范意识。

4. 患儿肠痉挛疼痛时腹软、喜按压，无器质性病变，注意患儿腹部保暖，可用热水袋热敷腹部，避免受凉，疼痛加剧时可适当应用解痉药及镇静药物，同时要注意饮食，避免进食生、冷、刺激性食物。

第三篇 黄疸

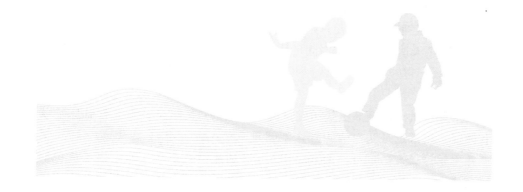

第一章　生理性黄疸

男宝，12 天，6 天前宝妈发现宝宝眼球发黄，想着过几天就退了，6 天过去了，孩子黄疸没退，宝妈自行在手机上搜索查询，了解到新生儿黄疸可能是胆道闭锁，严重的需要肝移植，吓得一夜无眠，赶快到郑州大学第一附属医院就诊。查体：神志清，精神反应好，皮肤巩膜黄染，腹软，肝脏于肋缘下 2 cm 可触及，脾脏未触及，全腹无压痛，未触及包块，查肝功能谷丙转氨酶 25 U/L、谷草转氨酶 35 U/L，总胆红素 170 μmol/L，间接胆红素 135 μmol/L。肝胆彩超结果：肝脏正常，肝内外胆管无扩张，诊断为：新生儿生理性黄疸，给予利胆治疗后胆红素下降，皮肤、巩膜黄染逐渐消退，恢复正常。

1 什么是生理性黄疸？

生理性黄疸是正常新生儿在生长过程中的一种生理现象，主要是由于胆红素产生过多和肝脏酶系统发育不完善，肝细胞摄取间接胆红素能力差，导致体内胆红素浓度过高出现皮肤黏膜和巩膜黄染，可以自行消退。

2 生理性黄疸一般多久会消退？

新生儿生理性黄疸，足月儿大多在出生后 2~3 天出现，早产儿在 3~5 天出现，5~7 天达高峰；消退时间足月儿一般在 7~10 天，早产儿在 2~4 周。

3 怎么判断宝宝是生理性黄疸还是病理性黄疸？

生理性黄疸面颊部皮肤和巩膜黄染一般都是轻度的，无其他临床症状和体征。正常足月儿血清胆红素不超过 220.6 μmol/L（12.9 mg/dL），早产儿不超过 255 μmol/L（15 mg/dL），肝功能检查正常。如果孩子黄疸值较高或者过了生理退黄期仍然有黄疸，或者黄疸消退后又出现，就应该警惕病理性黄疸。

4 生理性黄疸需要治疗吗？

一般生理性黄疸无需特殊治疗，黄疸期间注意水分和热量的供给，对于退黄效果不好，胆红素较高的宝宝需要照蓝光治疗，可以口服药物帮助退黄。

5 蓝光需要照多久？

蓝光照射的时间不等，一般需要每天照12小时，连续照射3天，具体要根据孩子的黄疸情况而定，也可以每天照24小时，根据黄疸的轻重不同可以选择单面或双面蓝光。

6 退黄效果不好怎么办？

通过退黄治疗黄疸值仍然较高，大便颜色变浅的患儿，要及时到小儿外科就诊，排除先天性胆道疾病。

典型病例

男宝，50 天，生后 3 天出现黄疸，考虑生理性黄疸未治疗，皮肤黄染逐渐加重，1 个月前大便颜色变白、尿色深黄，在当地医院给予口服退黄药，效果不佳，来郑州大学第一附属医院就诊。精神反应可，皮肤巩膜黄染，腹部稍胀，肝脏大，肋缘下 4 cm 可触及，脾脏正常，腹部未触及包块；肝功能：谷丙转氨酶 20 U/L，谷草转氨酶 35 U/L，总胆红素 165 μmol/L，直接胆红素 100 μmol/L。肝胆彩超结果：肝内胆管无扩张，肝外胆管可见，呈裂隙样改变，胆囊体积稍偏小。入院诊断：新生儿胆汁淤积症，给予抗感染、保肝利胆、营养治疗半个月后复查胆红素接近正常出院。

 什么是新生儿胆汁淤积症？

新生儿胆汁淤积症是新生儿梗阻性黄疸的病因之一，是肝脏内胆汁淤积，导致血液中胆红素水平增高，皮肤黏膜部位甚至尿液中出现发黄的现象。

 新生儿胆汁淤积症常见病因有哪些？

新生儿胆汁淤积症病因常见的是宫内感染，此外，应用静脉高营养 2 周以上的新生儿 20%~35% 可发生胆汁淤积，早产儿可达 30%~50%。

 怎样判断孩子有胆汁淤积？

新生儿胆汁淤积症表现为出生后黄疸，逐渐加重，皮肤、黏膜黄染，特别是巩膜黄染，大便发白、深色尿液，肝大、少数伴脾大。如果新生儿黄疸伴白便或黄疸持续存在超过 3 周龄时，需要到医院进一步检查，化验肝功能，明确是直接胆红素升高还是间接胆红素升高，同时推荐使用超声检查、经皮肝穿刺活检、基因、核素扫描、MRCP 等来进行评估和协助诊断。

4 新生儿胆汁淤积症怎么治疗？

胆汁淤积对新生儿的生长发育有不良的影响，需要及时找到病因，采取相应治疗措施。若是病毒感染引起的，应给予抗病毒利胆治疗；若是长时间应用静脉营养引起的，则应尽可能给予肠内营养、促进胆汁排泄，保肝利胆对症治疗。如果效果不佳，需行胆道造影（图 3-2-1）排除胆道闭锁、胆管发育不良等外科疾病，并胆道冲洗，促进胆汁的排泄。

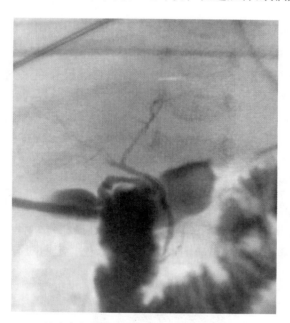

显示冲洗后各级胆管显影，诊断胆道淤积症

图 3-2-1 胆道造影

第三章 胆道闭锁

典型病例

女宝，2个月，生理性黄疸消退后再次出现黄疸，1个月前家长发现孩子皮肤、黏膜发黄，大便白陶土样（图3-3-1），辗转多个医院均按照新生儿黄疸给予保肝、退黄治疗，效果差。后经人介绍来到郑州大学第一附属医院小儿外科，入院后行血常规、肝功能检查，谷丙转氨酶180 U/L，谷草转氨酶150 U/L，谷氨酰转肽酶359 U/L，总胆红素195 μmol/L，直接胆红素175 μmol/L，肝胆彩超提示：胆囊小，形态僵硬，肝门部可见纤维斑块，肝内外胆管未见。肝胆动态显像结果：24小时内胆道、肠道未见显影，考虑胆道闭锁。行"腹腔镜下行胆道探查术"，术中造影证实是胆道闭锁，行"葛西手术"，术后第3天患儿即排出黄绿色大便（图3-3-2），术后半个月复查肝功能总胆红素95 μmol/L，直接胆红素80 μmol/L，术后1个月胆红素降为正常、黄疸消退、大便为绿色，定期随访。

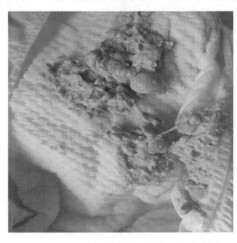

图3-3-1　胆道闭锁患儿，排白陶土样大便

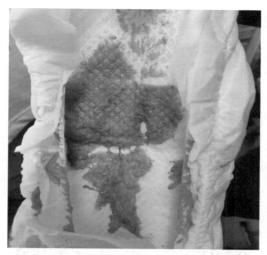

图 3-3-2 胆道闭锁术后第 3 天，胆汁排出
通畅，大便呈黄绿色

1 什么是胆道闭锁？

胆道闭锁是婴儿期常见的严重肝胆系统疾病之一，以肝内、外胆管进行性炎症和纤维化为特征；常见的为肝门部胆管闭锁，肝内分泌胆汁排不出来，造成患儿病理性黄疸、白陶土色大便、浓茶色尿表现，如不及时治疗，晚期会出现胆汁性肝硬化、门静脉高压、肝衰竭。

2 胆道闭锁的病因是什么？

胆道闭锁的病因相当复杂，正常人肝细胞分泌胆汁，经毛细胆管汇合排至左、右肝管，再至肝总管、胆总管，排入十二指肠。如果上述通路出现闭塞，就会导致肝细胞分泌的胆汁排不出来，淤积在肝内，形成梗阻性黄疸，常见原因可能有病毒感染、自身免疫损伤等。

3 胆道闭锁有哪些临床表现？

（1）生后黄疸延迟消退（足月儿大于 2 周，早产儿大于 3 周），或消退后再次出现，并持续性加重。

（2）粪便颜色逐渐变浅至白陶土色（图 3-3-2），尿色加深至浓茶色。

（3）腹部膨隆，肝脾肿大，腹壁静脉曲张等。

4 孩子黄疸一定是胆道闭锁吗？如何诊断胆道闭锁？

儿童黄疸病因很多，一般常见的导致孩子黄疸的疾病有新生儿胆汁淤积综合征、胆管发育不良、进行性家族性肝内胆汁淤积症、Citrin 蛋白缺陷病、酪氨酸血症Ⅰ型、α_1-抗胰蛋白酶缺乏症、先天性胆汁酸合成障碍、其他胆汁淤积性肝病等。孩子黄疸不一定全是胆道闭锁，需要做粪常规、血常规、凝血功能、肝功能、肝胆 B 超检查，需要术中胆道造影明确诊断（图 3-3-3）。

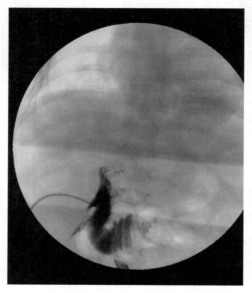

经胆囊造影，肝总管、左右肝管、肝内胆管不显影，造影剂进入肠道，证实为胆道闭锁。

图 3-3-3 胆道造影示胆道闭锁

术中胆道造影是诊断胆道闭锁的金标准。根据临床表现，结合肝功能胆红素持续增高、以直接胆红素为主，激素冲击治疗无效者，应及时行胆道造影，胆道造影胆管不通者，可诊断胆道闭锁。

5 胆道闭锁怎么治疗？

胆道闭锁的患儿要行葛西手术治疗，首先游离肝门部纤维斑块，剪除纤维斑块，显露出肝门部毛细胆管，再将空肠与肝门部吻合，同时行空肠-空肠"Y"型吻合,肝内淤积的胆汁可以经毛细胆管排入空肠,即葛西手术。手术时间以出生 2～3 个月为最好,如果年龄超过 3 个月,患儿则出现不可逆淤胆性肝硬化。

6 胆道闭锁术后需要注意哪些事项?

注意观察患儿精神状况、粪便颜色、关注患儿腹围等,术后需禁饮食 3 天左右,胃肠减压,肠功能恢复母乳喂养或流质饮食,逐步过渡到正常饮食。术后给予静脉补液,应用抗生素、保肝利胆、营养支持药物,必要时应用激素。术后第 3 天、第 7 天复查血常规、肝功能,了解患儿的胆红素下降情况。出院后注意观察患儿大便情况,如出现发热、大便颜色变浅或发白,应立即就诊;术后饮食应少食多餐,适当限制摄入的水和钠,增加蛋白、碳水化合物,补充维生素 A、维生素 D、维生素 E、维生素 K 及钙剂等;术后前半年每月查 1 次血常规、肝功能、肝脾彩超、肝脏弹性;半年后 2 个月复查 1 次,1 年后 3 个月复查 1 次;若指标恢复正常,以后每年复查 2～3 次。

7 胆道闭锁术后预后怎么样? 如果术后效果不好怎么办?

目前世界上胆道闭锁自体肝 1～3 年的生存率为 20.3%～75.8%,10 年为 24.0%～52.8%,20 年为 27.0%～58%;如果术后患儿退黄效果不好,或者早期退黄效果好,后来又出现白陶土样粪便者,可能提示自体肝功能不良,需定期复查了解肝功能情况,必要时需要评估肝移植的时机。

8 胆道闭锁孩子可以接种疫苗吗?

婴幼儿常见接种疫苗分为减毒活疫苗(卡介苗、脊髓灰质炎疫苗、麻腮风疫苗)、灭活疫苗(百日咳)和亚单位疫苗(乙肝、乙脑、流脑、白喉、破伤风疫苗)。胆道闭锁术后胆红素正常的患儿,可以接种疫苗,若于治疗效果不好,等肝功能稳定后可以接种灭活的疫苗。激素冲击治疗≥14 天的患儿,接种灭活疫苗最好在冲击治疗前 2 周或治疗 4 周后再接种,减毒活疫苗在治疗前 4 周或治疗 4 周后再接种;对于激素冲击治疗<14 天的患儿,灭活疫苗接种无禁忌;减毒活疫苗在治疗期间不推荐接种,停用激素后即可以接种;对于小剂量激素治疗的患儿,接种灭活疫苗,无需延迟。对于减毒活疫苗,长期接受低剂量免疫抑制治疗的患儿需要评估发生

麻疹和水痘等传染病的风险以及疾病对患儿影响的严重程度，充分权衡利益与风险，酌情推荐减毒活疫苗接种。

9 怎样早期发现胆道闭锁？

胆道闭锁如果能早期做出正确的诊断，尽快实施有效的手术，获得胆汁引流有助于改善预后，因此，胆道闭锁早期筛查很重要。

（1）粪便彩色卡片法：简称粪卡法，目前国际上许多国家和地区极力推荐的早期筛查方法，复旦大学附属儿科医院发明的比色卡是目前国内应用较多的用来鉴别大便是否缺乏色素沉着的粪便彩色卡片（图3-3-4）。

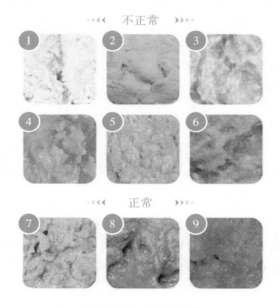

图 3-3-4 大便比色卡

（2）血液检测：发现宝宝黄疸后尽早到医院就诊，抽血检测血清直接胆红素、金属基质蛋白酶 7（MMP-7）。MMP-7 表达于肝内胆管上皮细胞，是筛查新生儿胆道梗阻的血清学指标。

（3）B 超检查：B 超是目前应用较广泛的一种早期、无创、简单、快捷的检查方法，并可重复动态的检测观察。文献报道，超声检查对先天性胆道闭锁诊断的准确度为 71.0%～95.6%，敏感度为 72.0%～91.9%，特异度为 69.0%～96.7%。

第四章 先天性胆管扩张症

典型病例

女童，7岁，1周前患儿出现腹痛，以上腹部明显，进食后疼痛加重，无呕吐，在当地医院按照胃肠炎治疗效果差，来郑州大学第一附属医院就诊。查体：上腹部压痛明显，无反跳痛，未触及明显包块。腹部彩超：胆总管囊肿，行磁共振水成像（MRCP）确诊为胆总管囊肿，行"腹腔镜下胆总管囊肿切除术+胆肠 R-Y 吻合术"，术后一周患儿痊愈出院。

1 先天性胆管扩张症的病因是什么？

先天性胆管扩张症的发病原因，多数学者认为与胆管发育不良、胆总管远端梗阻、先天性胆胰管合流异常有关。

2 先天性胆管扩张症有哪些临床表现？

先天性胆管扩张症又称为胆总管囊肿，是小儿常见的一种先天性胆道疾病，在不同的发病年龄有不同的临床表现：新生儿及幼儿通常表现为腹部肿块、皮肤黏膜黄染和大便发白。年长儿通常表现为腹痛、腹部肿块或黄疸，以腹痛为主，而发热和呕吐也有发生。

3 先天性胆管扩张症诊断需要做什么检查？

在诊断胆总管囊肿时，腹部 B 超是筛查胆总管囊肿的最好手段，但是不能清楚显示胆管、胰胆共同管结构；磁共振胰胆管成像（图3-4-1）能够清楚显示胆总管囊肿患儿的肝内外胆管和胰胆管系统，并可以成像；肝功能、血常规、血淀粉酶、凝血功能等是必要的化验检查。

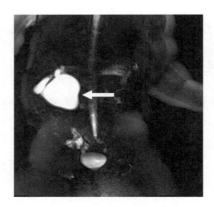

图 3-4-1　MRCP 显示胆总管囊状扩张

4 **先天性胆管扩张症怎么治疗？**

本病一经诊断均需尽早手术，避免出现胆道穿孔、急性胰腺炎、胆道梗阻合并感染、结石等并发症。胆囊和胆总管囊肿切除、肝管空肠 Roux-Y 吻合术是治疗胆总管囊肿的标准术式。腹腔镜辅助微创手术已广泛应用于胆总管囊肿的治疗，创伤小，恢复快。

5 **孕期和新生儿期发现的胆管扩张症怎么治疗？**

对于产前孕检发现的胆总管囊肿，建议咨询小儿外科医生，出生后应及时就医。新生儿胆总管囊肿者须密切观察皮肤黏膜有无黄染，大便颜色有无变浅、发白，每月定期行肝功能和超声检查；如果无异常表现，胆红素和转氨酶正常，囊肿的大小无明显变化，可以 3~6 个月行根治手术，如果患儿有腹痛、呕吐、黄疸甚至大便颜色发白表现，胆红素和转氨酶异常增高，或者囊肿的直径增大，应及时住院行根治手术治疗。

6 **怎样促进先天性胆总管扩张症术后快速康复？**

笔者将加速康复外科理念（ERAS）用于胆总管扩张症围手术期的管理，开展了多中心前瞻性研究，术前对患者家属进行 ERAS 围术期主题教育，对患儿进行营养评估，营养不良者给予支持治疗；术前禁食水遵循"2-4-6"原则，即术前 2 小时禁水、术前 4 小时禁流食/母乳、术前 6 小时禁普食/配方奶；麻醉后留置尿管、胃管。术中气管插管全麻，利用加温毯、暖风机、输液/输血加温器等多种方式保温，监测核心温度不低于

36 ℃；目标导向型液体输注（goal-directed fluid therapy，GDFT）；手术结束后在麻醉清醒前尽量拔除尿管，根据术中情况选择性留置腹腔引流管。术后多模式镇痛，减少或避免阿片类药物的应用；麻醉清醒后2小时少量饮水缓解不适感，早期拔除胃管并进饮食（≤3天），随经口进食量的增加逐渐减少静脉液体的应用；术后早期进行主动或被动活动；若留置腹腔引流管，术后根据引流液情况，尽早拔除腹腔引流管（≤3天），拔除前常规行腹水彩超。结果显示加速康复外科理念应用于胆总管囊肿围术期的管理可缩短术后住院时间、减少术后并发症、促进快速康复。

7 先天性胆管扩张症患儿术后需要注意什么？

胆总管囊肿术后应合理膳食，以进食低脂高蛋白、营养丰富、纤维素丰富的食物为主，如鱼肉、蘑菇、木耳等；忌油腻、生冷、不易消化饮食。出院后让宝宝适当进行户外活动，并逐渐增加活动量，避免剧烈活动。按医生告知的门诊时间定期随访复查血常规、肝功能、B超等。注意宝宝的体温、胃纳、体重、营养等，如有发热、黄疸、呕吐等及时就诊。先天性胆管扩张症患儿预后一般比较好，术后生长发育与同龄儿无差异。

第五章　胆囊结石

典型病例

男童，6岁，10天前患儿无明显诱因出现右上腹疼痛，呈阵发性，夜间疼痛加重，在当地医院做肝胆彩超诊断胆囊结石，来郑州大学第一附属医院就诊。神志清，精神可，皮肤黏膜无黄染，腹部不胀，墨菲征阳性；CT见胆囊内多发结石（图3-5-1），入院诊断：胆囊结石并胆囊炎。入院后给予抗感染、保肝、利胆治疗一周，复查彩超胆囊内结石无变化，行腹腔镜辅助保胆取石术，术后恢复良好。

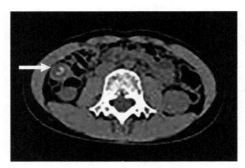

图3-5-1　CT示胆囊底可见多发高密度影、考虑结石

1 胆囊结石有哪些原因？

胆囊结石的成因复杂，与多种因素有关，基本因素是胆汁的成分和理化性质发生了改变，导致胆汁中的胆固醇呈过饱和状态，易于沉淀析出和结晶而形成结石。任何影响胆固醇、胆汁酸和磷脂浓度比例，以及造成胆汁淤积的因素，都能导致结石形成。长期不能胃肠道喂养、胆汁排泄受阻、胆管内胆汁瘀滞，也会促使结石形成。

2 胆囊结石常见于哪些人群?

胆囊结石常见于:因疾病长期不能进食者,长期缺乏运动者,体质过于肥胖者,高脂饮食者,饮食不规律者,尤其是长期不吃早餐者,有肝脏疾病者,如肝硬化患者等。还见于一些药物性的胆道结石。

3 胆囊结石的诱发因素有哪些?

高脂肪饮食,此类食物会使人体胆汁中的化学成分比例发生失调,致使胆汁相对黏稠,影响胆汁排泄而诱发;长期不规律饮食容易诱发消化系统激素分泌异常,影响胆汁排泄,尤其是长期不吃早餐者更易诱发。

4 胆囊结石有哪些症状?

胆囊结石的患者平时一般无症状,结石活动时有上腹部疼痛,可放射至胸背部。当结石造成胆管梗阻时,可出现腹痛、黄疸,如继发胆管炎时,可有较典型的夏洛克三联征,即腹痛、高热和黄疸。

5 胆囊结石怎么治疗?

无症状的胆囊结石,可观察。对于有腹痛症状患儿可给予保守治疗,包括解除痉挛、利胆等。对于反复发作腹痛或者保守治疗效果不佳的患儿,可考虑手术治疗,目前手术治疗包括保胆结石取出、胆囊切除两种术式。

6 怎样预防胆囊结石?

避免或减少诱发胆囊结石的不良生活方式,包括不吃早餐、早餐时间不规律等,有基础性病变者,要注意合理药物控制、定期复查。

第六章　疾病护理要点及健康指导

术前护理要点

1. 患儿入院后应从以下方面观察患儿病情：皮肤黏膜、巩膜黄染情况、大小便颜色、皮肤有无瘙痒、有无腹痛、发热、肝功能检查结果。

2. 生理性黄疸患儿精神好，食欲好，皮肤巩膜黄染，大小便颜色正常。

3. 病理性黄疸患儿皮肤黏膜、巩膜黄染、大便淡黄色或白色、小便深褐色、皮肤瘙痒，积极完善相关检查，遵医嘱给予保肝、利胆药物，监测黄疸值变化，保守治疗效果差者择期行手术治疗，树立家长积极治疗的决心，保持乐观向上的心态。

4. 肝功能异常，凝血功能异常的患儿应避免剧烈哭闹，避免内出血的发生，特别是颅内出血的发生，要密切观察患儿的病情变化。

5. 先天性胆道扩张及胆囊结石年龄大的患儿合并皮肤黏膜黄染，肝功能异常，入院后进清淡易消化饮食，腹痛患儿暂禁食水，遵医嘱给予抑酸药物及解痉药物，避免感冒，积极完善术前检查，择期行手术治疗。

术后护理要点

1. 术后平卧位，观察腹部切口敷料如有渗湿，应及时更换，保持切口敷料清洁干燥，妥善固定各引流管，观察引流液的颜色、性质、量，避免牵拉及脱出。

2. 胃管拔除后少量饮水，逐渐过渡到流质饮食、软食。

3. ①胆道闭锁患儿术后应监测黄疸值变化，观察大便、巩膜及皮肤颜色变化。②胆汁淤积的患儿术后间断经引流管冲洗胆道，给予妥善固定引流管，避免脱落。③先天性胆道扩张的患儿应密切观察引流液的颜色、性质、量，保持引流管通畅，观察皮肤及巩膜有无黄染，观察腹部情况：有无腹痛，腹胀等发生。④胆道结石的患儿应观察引流管内胆汁颜色变化，避免堵塞，切口敷料有无渗出，腹痛有无减轻。

 健康指导

1. 生理性黄疸的患儿鼓励其多吃多排，口服肠道益生菌，促进黄疸值下降。

2. 胆道闭锁患儿术后继续服用保肝、退黄药物，定期复查彩超及肝功能，及时调整用药，定期复查随访；加强营养，增强抵抗力，预防感冒，避免胆管炎的发生；对于效果欠佳的患儿，家长要做好肝移植的准备。

3. 先天性胆道扩张的患儿术后养成良好的饮食习惯，避免生、冷、硬及刺激性强的食物，避免油腻饮食、暴饮暴食，生活质量同正常儿童。

第四篇 肝移植

典型病例

女童，3 岁 9 个月，3 年前即患儿出生 1 个多月后，发现皮肤、巩膜黄染，尿黄、大便颜色发白，在当地医院怀疑"胆汁淤积性肝炎"，给予保肝、利胆等治疗半月，效果欠佳，黄疸逐渐加重，至郑州大学第一附属医院小儿外科行全面评估、腹腔镜胆道探查，术中胆道造影诊断为"胆道闭锁"，行"葛西手术"治疗。术后患儿大便颜色呈金黄色，术后两个月直接胆红素从术前的 150 U/L 降到 20 U/L，转氨酶正常。出院后定期门诊复查，术后患儿一般情况好，饮食正常，生长发育同同龄孩子，患儿 3 岁半时突然出现上消化道出血，住院检查肝功能、肝胆胰脾彩超，提示肝硬化、门静脉高压，只有肝移植才能从根本上挽救孩子的生命，让孩子得以长期生存。经过积极的术前准备，患儿在郑州大学第一附属医院接受了活体肝移植手术。现在移植术后 6 个月，患儿恢复良好，肝功能检查显示：谷丙转氨酶 34 U/L，谷草转氨酶 20 U/L，谷氨酰转肽酶 139 U/L，总胆红素 59 μmol/L，直接胆红素 35 μmol/L，基本正常。

1 哪些儿童适合做肝移植手术?

儿童肝移植的适应证主要如下。①胆汁淤积性病变：胆道闭锁、Alagille 综合征、原发性硬化性胆管炎、进行性肝内胆汁淤积症等。②原发性肝脏代谢性疾病：α1-抗胰蛋白酶缺乏、尿素循环障碍、囊性纤维化、Wilson 乏化病、酪氨酸血症、原发性高草酸尿症、Crigler-Najjar 综合征、糖原累积症、新生儿血色病、先天性胆汁酸代谢障碍。③急性肝功能衰竭（ALF）。④原发性肝脏恶性肿瘤晚期。⑤全身性疾病导致的肝脏病变：中毒等。

2 儿童肝移植有哪些禁忌证?

（1）存在难以控制的感染（包括细菌、真菌和病毒感染者）。

（2）有严重的心、肺、脑、肾等重要脏器实质性病变者。

（3）肝外存在难以根治的恶性肿瘤。

3 儿童肝移植前需要评估哪些指标?

（1）儿童家庭情况、既往治疗病史，如是否行肝空肠吻合手术等。

（2）生长发育与营养状态指标：身高、体重、体重指数（BMI）、最大腹围、上臂围、肱三头肌皮褶厚度、神经认知发育指标等。

（3）实验室检查项目：血常规、尿常规、大便常规、肝肾功能生化检查、凝血功能、血型检测、电解质、血氨、C反应蛋白、血降钙素原、梅毒血清学监测、真菌G试验、乙肝五项、丙肝抗体、HIV抗体、巨细胞病毒以及EB病毒的抗体检测和DNA检测。

（4）影像学检查：肝脏血管多普勒超声、心电图、心脏彩超、胸片或肺部CT、上腹部CTA等。

4 儿童肝移植的手术时机是什么?

（1）胆汁淤积性肝病：胆道闭锁患儿因胆汁淤积，经药物治疗无效，出现严重瘙痒症、骨折、影响容貌的黄瘤病，或者严重的生长发育障碍。

（2）遗传代谢性疾病：药物治疗效果不佳、可能造成不可逆性神经系统损伤、出现肝功能衰竭和恶性肿瘤倾向、遗传代谢病反复发作可能导致严重并发症者。

（3）暴发性肝功能衰竭：进展至Ⅲ度肝性脑病是急诊肝移植的明确指征。

（4）肝脏肿瘤：无法手术根治性切除但无明显血管侵犯的非转移性肝细胞癌；无法手术切除、其他治疗方式亦无效的非转移性其他肝脏肿瘤。

5 儿童肝移植的手术方式有哪些?

儿童肝移植常用手术方式是活体捐献的背驮式肝移植。其次是公民逝世后捐献的劈离式背驮式肝移植或全肝的经典原位肝移植。还有特殊疾病可以选择多米诺肝移植与辅助性肝移植。

6 儿童亲属移植的供体选择标准是什么？

（1）年满 18 周岁至 55 周岁以下的健康成人。

（2）供受体的血型选择标准：要求供受者血型相同或相容。对于 1 岁以下患儿，可以接受跨血型移植，也可获得良好预后。

（3）对于脂肪肝供者的选择标准：对于轻度脂肪肝（脂肪变性30%以内）的供者可以安全地供肝。对于中-重度脂肪肝供者，原则上应减脂后再进行捐肝手术。必要时应行肝穿刺活检明确肝脏脂肪变性程度。

（4）供肝移植物类型的选择标准：随着受体的年龄及体重增加，依次选择合适体积的移植物。一般要求移植物与受体重体比（GRWR）在1% ～ 4% 。对于血管结构特殊的供者，可依据供肝血管结构特点，选择切取特殊类型的移植物，例如右后叶移植物。

7 儿童亲属移植的供体需要评估哪些指标？

（1）详细询问供者既往病史，是否有精神病史及手术史。

（2）实验室检查：血常规、尿常规、肝功能生化检查、凝血功能、血型检测、甲状腺功能、乙肝五项、丙肝抗体、梅毒血清学监测、HIV 抗体、巨细胞病毒以及 EB 病毒的抗体检测和 DNA 检测、常见肿瘤标志物（AFP、CEA、CA125 、CA19-9 等），育龄妇女加查 HCG。

（3）影像学检查：肝脏 CTA 或 MRA 评估供者肝脏血管结构；MRCP 评估供者胆道结构；心电图、肺功能和心脏彩超等评估心肺功能。

（4）供受体移植综合评估：供受体肝脏体积的三维测算，根据供受体情况选择合适的供肝类型。一般要求为移植物质量与受体体重比在 1% ～ 4% 。

8 儿童亲属移植的供体需要捐献多少肝脏？

儿童亲属肝移植应根据受体患儿的实际发育情况选择合适的供肝类型。常见的供肝类型为左外叶、扩大左外叶、左半肝（含中肝静脉）、右半肝（通常不含肝中静脉）。少见供肝类型为减体积左外叶、单 S2 或 S3 段、右后叶。

9 儿童亲属移植的供体术后恢复怎么样？

（1）目前肝脏切除技术成熟，并且肝脏是可再生器官，对供体以后生活影响不大。一般术后禁食，补液支持治疗，少量饮水，观察引流液颜色、量，鼓励供者活动，咳嗽排痰，复查肝功能等相关生化检查。术后第2天拔除导尿管，鼓励供者下床活动促进胃肠功能恢复，观察引流液颜色、量。术后第3天少量多次流质饮食。术后第3天拔除腹腔引流管，复查肝功能等相关生化检查。术后1周拆除缝线。术后1、3、6个月门诊随访复查B超及肝功能等生化检查。

10 儿童肝移植手术包括哪些过程？手术后怎么治疗？

儿童肝移植手术主要包括受体病肝切除和供肝植入2个方面。病肝切除过程中应该尽可能保留长且完整的 Roux-en-Y 吻合肠袢。应尽可能地在远端离断肝动脉和门静脉，以便于后续吻合。受体手术步骤包括肝静脉、门静脉、肝动脉和胆肠吻合。术后主要是补液、抗感染、免疫抑制剂应用、预防肝动脉血栓形成等治疗。

11 儿童肝移植手术后有哪些常见并发症？

（1）肺部感染：通过胸部 CT、痰培养、血气分析、支气管肺泡灌洗液检测、感染指标检测等可明确诊断，主要治疗是调整抗生素、营养支持，必要时机械通气。

（2）血管并发症：主要包括肝动脉狭窄并血栓、门静脉吻合口狭窄、下腔静脉血栓、肝静脉血栓，术后超声、上腹部 CTA/CTV 可明确诊断。主要治疗是抗凝和溶栓。

（3）急性排斥反应：肝功能异常，他克莫司血药浓度低，必要时肝脏穿刺病理检查可明确诊断，主要治疗时加用免疫抑制剂，如果胆红素过高，可血浆置换治疗。

（4）胆瘘、吻合口狭窄：通过 B 超、引流液颜色可明确诊断，注意治疗是充分引流。

（5）小肝综合征：表现为胆红素高、凝血功能差、腹水。主要治疗是输注白蛋白、静脉营养支持治疗等。

12 儿童肝移植术后随访时间和内容有哪些？

肝移植术后需要终身服用免疫抑制剂，并定期监测肝功能和免疫抑制剂浓度等项目。一般情况下，肝移植术后3个月内，每1~2周门诊复查1次，检查项目有血常规、电解质、凝血功能、肝肾功能、CMV 和 EB 病毒 DNA、免疫抑制剂的血药浓度和彩超。术后 3 ~ 6 个月，每 3 ~ 4 周复查 1 次。早期并发症常在 6 个月之内发生，故此阶段应密切观察。术后 6 ~ 12 个月，每 1 ~ 3 个月复查 1 次。

13 儿童肝移植预后怎么样？

随着儿童肝移植相关学科的发展，儿童肝移植术已在国内外多数移植中心开展。目前儿童肝移植术后 1 年和 5 年生存率分别为 90% 和 85%。国际上报道的生存最久的儿童已经有 30 余年了。儿童肝移植术供体主要来源于直系亲属与公民逝世后器官捐献者，其中直系亲属供体多来源于父母，其优势为术后排斥反应小，仅需成人肝脏体积的 1/5，预后较好。

14 肝移植儿童疫苗预防接种注意事项？

疫苗接种可有效降低儿童肝移植术后的感染风险。灭活疫苗可在围手术期安全接种，但移植后过早接种疫苗常无法激发足够强度的免疫应答，因此移植后的疫苗接种应在术后 2 ~ 6 个月进行。移植后接种减毒活疫苗会引起较大的致病风险，故此类疫苗仅能在移植前为免疫功能正常的患儿接种，且疫苗接种与肝移植的间隔时间应至少达到 28 天。另外，积极为患儿的家庭成员接种流感疫苗有助于降低患儿的流感患病率。

　　肝移植术前捐献者和受捐者都要做好充分的准备和评估。需要进行肝移植手术的患儿大部分处于肝功能衰竭期，多伴有黄疸、腹水、脾大、脾功能亢进、消化道出血等症状，出现上述情况时，家属一定要尽快带患儿到医院就诊，对症处理缓解患儿症状。医师会根据检查结果进行手术前的综合评估，将评估结果与家属沟通，选择手术方式。

　　若选择亲体肝移植，供体也要做相关检查并提供相关资料，经过医院的医学伦理委员会审核、卫生局批复同意后，才能安排择期手术的日期，一旦日期确定，积极进行并完善术前准备。

　　患儿术后当天需要转入 ICU 进行监护治疗，帮患儿平安度过危险期，患儿在 ICU 的治疗时间一般为 1 周左右，生命体征平稳，各项指标好转后，就可以自 ICU 转入普通病房，转出以后应注意保持切口敷料清洁干燥、引流管通畅，引流出移植肝脏周围的残余血液和腹水，妥善固定并保持引流通畅，医师将根据引流液的多少和颜色判断病情的恢复情况，拔管时间一般为术后 2 周。

　　住院期间患儿家属要学会并配合医师护士做好以下事情。①口服用药：定时给患儿服用药物，尤其是免疫抑制药物，对于防术后排斥、延长生存期至关重要，严禁私自停药或更改剂量。②进食：术后患儿的饮食需要注意循序渐进（流质饮食→软食→普食→添加辅食）。③环境：定期开窗通风，保证床单元干净整洁，密切监测患儿体温变化，保护性防御，预防感染的发生。

　　肝移植患者术后务必按时正确服药，一定要在规定的时间点服用免疫抑制剂，时间点的变动范围不应该超过 30 分钟；应在空腹情况下服药，最好在餐前 1 小时或餐后 2 小时，一般为 2 次/天，最佳间隔时间为 12 小时，必须大于 8 小时；如果出现误服或漏服的情况一定要及时与医师联系，按要求进行补服，必要时进行血药浓度的监测。

出院后患儿家属应密切进行日常监测观察：每日观察患儿的体温、饮食、睡眠及大小便情况，监测患儿身高、体重的变化，如果患儿出现体温高、精神萎靡、食欲差、腹泻、大便颜色变浅或陶土便、尿色变深、尿量减少等情况应及时就诊。饮食方面需少量多餐，清淡饮食，不吃油炸、油煎食品，摄取富含优质蛋白质（动物蛋白指蛋、鱼禽肉、猪肉和牛肉，植物蛋白主要指豆制品）、低糖、低脂肪、富含维生素的食物，注意钙的摄入，所有食物都需要进行煮沸消毒；不吃影响免疫力的食物（如木耳、蜂王浆、冬虫夏草、人参等）；禁止食用影响药物浓度的食物（柚子等）。居住环境应保持清洁，室内应通风良好，勤洗手，勤换衣，养成良好的卫生习惯，避免出入人群集中的公共场所，避免接触动物和土养植物，外出及来院就诊时一定要戴口罩。

除谨慎的家庭护理外，患儿须定期规律随访，需要强调的是成功进行肝脏移植手术而忽视定期随访是非常危险的，移植术后的新生活需要终身随访来维护！

第五篇　消化道出血

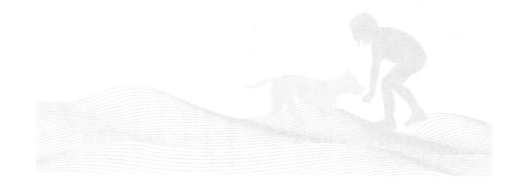

第一章 梅克尔憩室

典型病例

男童，8岁，1个月前无原因排暗红色血便，无腹痛等不适，至当地医院治疗1个月，无好转，逐渐加重，急至郑州大学第一附属医院就诊，查血常规示血红蛋白70 g/L，彩超提示下腹部有一异常回声包块，与相邻肠管相通，另一端为盲端，考虑梅克尔憩室。异位胃黏膜显像诊断为梅克尔憩室，行腹腔镜探查见距回盲部50 cm处可见回肠系膜对缘有一憩室，切除憩室，行回肠楔形吻合术，术后恢复好，顺利出院。

1 什么是梅克尔憩室？

梅克尔憩室又称回肠远端憩室，是胚胎期卵黄管退化不全所致的残留物，其内常含有异位的胃黏膜，分泌酸性物质，刺激憩室内的肠黏膜形成溃疡会出血，可表现为无痛性便血，有时会出现消化道大出血。

2 梅克尔憩室有哪些临床表现？

梅克尔憩室症状不一，最常见的是排暗红色血便，伴或不伴腹痛；有的憩室索带会压迫或捆扎肠管，引发肠梗阻，导致腹痛、呕吐甚至出现肠坏死；如果憩室发生炎症，会出现类似阑尾炎的症状，但是压痛点较高，且靠内侧；还有以憩室为支点形成肠套叠的病例。

3 什么检查能协助诊断梅克尔憩室？

有经验的 B 超专家可看到肠道憩室，锝[99]扫描检查可见下腹部有持久不变的放射性浓集区（图5-5-1），憩室出血的诊断阳性率达87%。

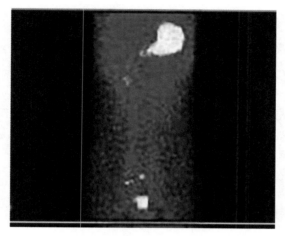

可见下腹部有持久不变的放射性浓集区

图 5-5-1 锝^{99}扫描检查

4 得了梅克尔憩室该怎么治疗？

凡有临床症状的憩室病例都应手术切除憩室（图 5-5-2），一般采用腹腔镜微创手术，创伤小、恢复快。无症状的梅克尔憩室可根据具体情况选择手术或观察。

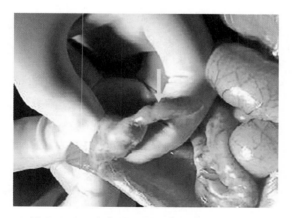

图 5-5-2 术中见回肠系膜对缘可见一憩室

5 梅克尔憩室术后会复发吗?

梅克尔憩室是先天发育异常,手术完整切除后不会复发。

6 梅克尔憩室术后有哪些注意事项?

梅克尔憩室术后可正常生活,术后半年内需要注意饮食,少食多餐、注意避免生冷油腻食物,避免剧烈活动。对孩子生长发育无影响。

第二章

直肠息肉

典型病例

女童，8岁，大便带血1个月，鲜血附于大便表面，量较少，便时无疼痛感，大便表面无压痕或沟。门诊行肛门指检：截石位10点方向可触及一肿物，有蒂，可活动，退出手指见指套上附着少量血迹，诊断为直肠息肉，行结肠镜下息肉摘除，术后恢复良好。

1 什么是直肠息肉？

任何突入肠腔内的隆起性病变均称为息肉，但我们通常指的是黏膜局限性隆起。息肉是小儿外科的常见病，可以发生在消化道的任何位置，但以结肠及直肠最多见，为小儿慢性少量便血的常见原因。

2 直肠息肉的病因是什么？

一般认为直肠息肉与肠黏膜炎性病变、慢性刺激和粪便摩擦有关。肠黏膜由于长期炎症和机械性刺激，发生表皮、腺上皮及其下层组织的局限性增生，就形成了息肉。个别病例，小儿息肉可能是腺瘤类良性肿物。另外，遗传因素在结肠息肉的发生机制中也起着非常重要的作用。

3 直肠息肉有哪些表现？

直肠息肉是儿童较常见的疾病之一，主要症状是慢性便血，便血常发生在排便结束时，在粪便的表面有一条状血迹，色鲜红，与粪便不相混，量较少，直肠息肉有时会在排便时排出肛门外。当息肉有继发感染时，除便血外会有少量黏液。有时在粪便的血迹处，会有一条状压痕。除血便外，还会有腹痛、腹泻、肠套叠、贫血及营养不良等，严重者可影响生长发育。

4 直肠息肉有哪些类型?

儿童肠道息肉以幼年性息肉为主,占90%以上,腺瘤性、炎性和增生性息肉较少见。

5 直肠息肉怎么治疗?

所有直肠息肉,一经发现,均应摘除。对于直肠下段息肉,可经肛门切除;对于高位直肠或结肠息肉,内镜下检查并切除安全、有效(图5-2-1),是一种创伤小的理想方法,为诊断和治疗的首选(图5-2-2)。若幼年性息肉为单发者,切除后并不需要定期复查,因大多数单发者癌变可能较小,除非再次出现便血症状。若幼年性息肉合并腺瘤样变,则需定期结肠镜检查,或有便血应随时复查。对于腺瘤性息肉,建议定期结肠镜复查。结肠息肉病者,大量息肉内镜下逐一切除有困难时,建议行外科手术切除。

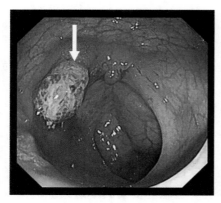 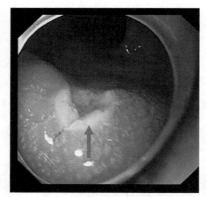

图5-2-1 结肠镜下所见肠内息肉　　图5-2-2 肠镜下切除息肉后,见创面无渗血、无穿孔

第三章 Peutz-Jeghers 综合征

典型病例

女童，10 岁，一周前无明显诱因出现腹痛，以脐周部疼痛明显，在当地医院考虑胃肠炎，给予对症治疗效果不佳。两天前出现呕吐，呕吐物有黄绿色肠内容物，来郑州大学第一附属医院就诊，查体：神志清，痛苦面容，口唇可见小片状黑色素斑，手指、足趾末端也有类似黑斑；腹部稍胀，脐周部压痛明显，肝脾肋缘下未触及，未触及明显包块及肿物，腹部听诊可闻及高调的肠鸣音。彩超结果：右中腹部可见"假肾征""同心圆征"，考虑小肠套叠。诊断为黑斑息肉综合征合并肠套叠。急诊行腹腔镜探查，术中见小肠息肉导致小肠套叠，复位后切开肠腔行肠息肉摘除术，探查小肠可触及 10 枚息肉，均给予摘除，一周后痊愈出院，出院诊断：皮肤黏膜色素沉着-胃肠道息肉综合征。嘱定期复查，肠镜 1~2 次/年。

什么是 Peutz-Jeghers 综合征？

Peutz-Jeghers 综合征又称家族性皮肤黏膜色素沉着-胃肠道息肉综合征及黑斑息肉综合征，是一种少见的常染色体显性遗传病，表现为皮肤黏膜黑色素沉着合并消化道多发息肉，男女均可携带因子。息肉分布的广泛性与遗传并不一定有直接的关系，但黑斑的发生部位常较一致。

Peutz-Jeghers 综合征有哪些表现？

该病有皮肤黏膜色素沉着、胃肠道多发息肉两大特征性表现。皮肤黏膜色素沉着口唇周围（图 5-3-1）、颊黏膜，双手、足（图 5-3-2）、肛周皮肤及鼻黏膜有棕黑色至黑色的色素斑，大小 1~5 mm 不等，病情轻者可无自觉症状，严重者可出现腹痛、腹泻、黏液便、便血等消化道症状。

息肉可发生在整个胃肠道，以小肠多见，在胃、大肠、阑尾腔也有生长。这些息肉大小不定，小者仅为针头般大小的隆起，多为 2 ~ 5 mm，大者直径可达 10 cm，表面如菜花，质中等硬，蒂的长短、粗细不一，也可无蒂（图 5-3-3）。息肉逐渐增大，可发生肠梗阻；也可因息肉过多或息肉牵拉引起肠套叠，有时还可并发直肠脱垂。

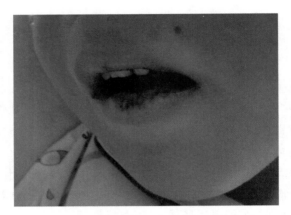

图 5-3-1　口唇黏膜多发斑片状色素沉着

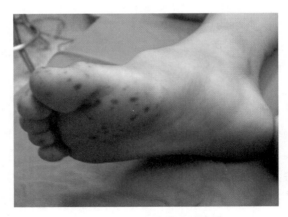

图 5-3-2　足底多发色素沉着

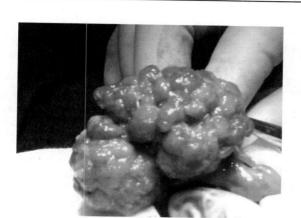

图 5-3-3　Peutz-Jeghers 综合征术中见肠道菜花样息肉

③ Peutz-Jeghers 综合征如何确诊，需要什么检查？

如发现口唇、颊黏膜等部位有黑色素斑，结合内窥镜检查发现有消化道息肉存在即可确诊。怀疑该病应检查口唇、口腔黏膜、手掌、足底、指和趾、肛门周围等部位，观察有无色素斑；行直肠指诊：在可触及的直肠范围内检查有无息肉；做胃镜和纤维结肠镜检查，如发现息肉可行摘除和病理检查。

④ 患了 Peutz-Jeghers 综合征怎么治疗？

治疗主要是对胃肠道息肉及其并发症的治疗。对息肉较小无症状者，以观察为主，定期随访；息肉较大且有症状者应尽早手术摘除息肉，出现合并症时行剖腹探查手术治疗。术后每半年复诊 1 次，内镜检查摘除再发的息肉，以免息肉发生癌变。

第四章 家族性肠息肉病

男童，12岁，半年前无明显诱因出现大便带血，呈暗红色，血与大便混合，大便次数增多，每日大便5~8次，时有黏液便，并伴有间断腹痛，为阵发性，大便后疼痛减轻。自感乏力、精神差，体重减轻明显。彩超提示肠道内多发息肉样改变。无痛肠镜提示全结肠黏膜密集分布着大量管状或绒毛状带蒂息肉，大小不等，以结肠和直肠多见。染色体检查提示家族性肠息肉病，诊断为家族性肠息肉病，行全结肠切除术，术后恢复良好，出院后定期复查。

1 孩子为什么会出现这样的息肉？

家族性肠息肉病也称为家族性腺瘤性息肉病，是一种常染色体显性遗传病，主要由腺瘤性息肉病基因的突变引起。很多具有家族遗传性倾向，只有少数是自发出现而无家族病史。其临床特点是直肠和结肠黏膜的多发性、腺瘤性息肉，发病年轻，癌变率高，为80%~100%，癌变发生早，如果儿童期患病，在10~15年内可发生癌变，多数病例在有症状时才得到诊断，甚至已发生癌变。

2 家族性肠息肉病有什么表现？

家族性肠息肉病早期可无任何症状，其症状出现缓慢，初期仅排便异常，如次数增多，带有黏液的腹泻，黏液中会有新鲜或陈旧性血，或从肛门流出血凝块，伴腹部不适，以后症状逐渐加重，腹泻频繁，出现血便，有时出血量很多，自肛门流出，与排便无关，同时可出现腹痛、低热、大便里急后重感等症状，病变累及直肠者有时息肉自肛门脱出，引起脱肛，甚至发生息肉嵌顿，息肉多发者如脱出，表面呈菜花状。由于长期慢性出血，患儿都有不同程度贫血、皮肤黏膜苍白、乏力、消瘦和食欲减退，腹泻和便血时间越长，全身症状越严重。少数孩子会出现肠套叠或肠梗阻症状。最典型的特征是全结肠中密集分布着 100 个以上 2 ~ 10 mm 的管状或绒毛状带蒂腺瘤，尤以乙状结肠和直肠多见。

3 家族性肠息肉病有什么合并症？

这种病的患儿常合并有胃、十二指肠、空回肠息肉，发生率高达30% ~ 90%。少数会出现硬纤维瘤、先天性视网膜色素上皮肥厚、表皮样囊肿、脑瘤、甲状腺癌、肝母细胞瘤、胰母细胞瘤和泌尿系肿瘤等并发症。

4 怎样确诊家族性肠息肉病？

（1）症状和家族史：对长期腹泻、便血或兼有直肠脱垂病史者，尤其有家族史者，重点筛查。

（2）大肠气钡双重造影：钡灌肠摄片可见肠腔有多个圆形充盈缺损，尤其用结肠气钡双重造影对比摄片，显示密度增加的环形阴影。

（3）结肠镜：是目前本病最有价值的检查手段。家族性息肉病的诊断标准是结肠腺瘤性息肉超过 100 个，对于腺瘤少于 100 个的患儿，可结合家族史和视网膜色素上皮肥厚等结肠外病变进行诊断。结肠镜可见息肉发生的范围和程度，可疑病变采取组织病理检查，确定有无癌变。

鉴于家族性结肠息肉病恶变率极高，早期发现以便尽早进行预防性手术治疗，对降低癌变的发生率有重要意义，方法为进行家系调查和对高危人群进行筛选，尤其是对有结直肠癌家族史的儿童进行定期体检。

5 诊断明确后怎么治疗？

一经诊断，应尽早行手术治疗，早期切除受累的结肠行结肠端端吻合术，应警惕术后残留的结肠或直肠有息肉病复发癌变的可能。需要定期密切随访，如病变累及整个结肠，应行全结肠和直肠切除术。

6 家族性肠息肉病需要如何随诊？

治疗家族性腺瘤性息肉病固然重要，但筛查、随诊、预防也不可忽视。患者及有家族史者要制订良好的随诊计划，其中最重要的是结肠镜随诊，每 6 ~ 12 个月检查 1 次；家族性腺瘤性息肉病患者的直系亲属从 12 岁起，每年定期内镜检查 1 次结肠，一旦发现息肉立即干预。

第五章 新生儿坏死性小肠结肠炎

典型病例

女宝，5 天，33 周早产，双胎之大，出生体重 1.88 kg，1 天前无明显诱因发热，热峰 38.3 ℃，伴腹胀、间断呼吸暂停、肠鸣音减弱，给予禁食水、胃肠减压、抗感染等治疗。12 小时前出现血便，呈暗红色，腹胀逐渐加重、肠鸣音消失，行腹部立位片示右侧膈下可见游离气体，提示消化道穿孔，查 CRP 112 mg/L，急诊全麻下行剖腹探查术，术中见回肠末端部分小肠坏死伴 1 处穿孔，术中诊断坏死性小肠结肠炎，行回肠部分切除术+回肠 T 型造瘘吻合术，术后病理显示：镜下可见肠黏膜坏死、剥脱、溃疡，黏膜下水肿及炎性细胞浸润，符合新生儿坏死性小肠结肠炎。术后第 3 天开始喂奶，术后第 10 天出院。

什么是新生儿坏死性小肠结肠炎？

新生儿坏死性小肠结肠炎是新生儿一种特有的肠道炎症，为小肠、结肠广泛的出血、坏死（图 5-5-1），90% 以上为早产儿的疾病。早产儿、低出生体重儿、配方奶喂养是发生新生儿坏死性小肠结肠炎的高危因素。

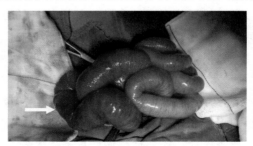

肠管扩张、病变肠管血运不佳，可见点状坏死穿孔

图 5-5-1　术中见坏死性小肠结肠炎

2 新生儿坏死性小肠结肠炎会有哪些表现？

新生儿出生后，尤其是早产儿于 2 ~ 10 天内出现嗜睡、吸乳无力，即应考虑此病。轻症患者可表现为呕吐、腹胀、胃潴留，重症者可发展为便血、中毒性肠麻痹。进展期可出现腹胀进行性加重，腹壁发红、肿胀，全身情况迅速恶化，体温不升、四肢发冷、皮肤花纹状、休克、阵发性呼吸暂停、心率减慢等。

3 新生儿坏死性小肠结肠炎需要做哪些检查？

1. 实验室检验：大便常规隐血阳性，血常规白细胞升高，CRP 及 PCT 升高，部分病例血培养阳性，多为大肠埃希菌。

2. B 超：可见肠壁积气、蠕动差，近端肠管扩张，部分可见门脉积气。

3. 腹部正立位 X 光片：对新生儿坏死性小肠结肠炎的诊断很有价值，不同时期 X 线立位腹平片表现不同（图 5-5-2），可多次摄片动态观察病情变化。

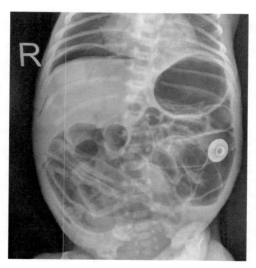

见肠管高度扩张、膈下游离气体提示有肠管穿孔

图 5-5-2　立位腹平片

4 新生儿坏死性小肠结肠炎应如何治疗？

1. 早期保守治疗，包括禁食水，胃肠减压，静脉营养支持，以及静滴抗生素抗感染治疗。

2. 经保守治疗病情未见好转或有加重，必要时应手术治疗。对于局部肠管坏死的，可行病变肠管切除和一期吻合；广泛病变的应行肠造口术。

5 新生儿坏死性小肠结肠炎疗效如何？

治疗效果与病情的轻重及是否正确的处理关系密切，轻症者保守治疗可治愈，但部分患儿可出现肠狭窄；局灶性病变者行肠切除肠吻合或肠造瘘者效果一般较好，病变广泛者或感染较重、一般状态差者疗效较差，有报道对于危重病例死亡率达50%。

第六章 门静脉高压症

典型病例

女童，6 岁，3 年前上呼吸道感染、发热，口服退热药物后出现呕血，量大，约 200 mL/次，呈暗红色，共呕血 3 次，出现嗜睡、尿少等症状。血红蛋白 75 g/L，提示中度贫血，彩超及 CT 提示门静脉海绵样变、脾大脾亢，诊断为肝前性门静脉高压并消化道出血，给予止血、输血及补液等对症支持治疗，病情好转。出血控制后出院，3 年来反复吐血、便血共 5 次，均住院保守治疗好转。3 天前为要求根治性治疗至郑州大学第一附属医院就诊，诊断为"肝前性门静脉高压症：①食管 – 胃底静脉曲张；②脾功能亢进；③中度贫血"，评估后行 Rex 分流术、脾动脉结扎术，术后恢复顺利。

1 门静脉高压症是什么病？

门静脉高压是一组临床综合表现，因门静脉系统的血流受阻和（或）血流量增加、血管舒缩功能障碍，引起门静脉及其属支的压力持续增高，最终导致脾大、门腔侧支循环形成和腹水三大临床表现。儿童常见的病因是门静脉海绵样变、胆道闭锁、胆汁淤积性肝硬化等。

2 门静脉高压症有什么临床表现？

（1）上消化道出血：是门静脉高压最常见的表现，食管 – 胃底静脉为最常见的出血位置，导致出血的常见诱发因素有：口服布洛芬、对乙酰氨基酚、阿司匹林等非甾体消炎药；胃液侵蚀，硬食、粗糙食物、温度过高食物导致损伤；腹腔内压力突然升高，感染。因此，门静脉高压的孩子要尽量避免以上因素。

（2）脾大、脾功能亢进：早期为充血性脾大，触诊时可于左侧肋缘下触及肿大的脾脏，后期伴有外周血细胞减少，红细胞、白细胞和血小板减少，称为脾功能亢进，血小板明显减少时会发生皮肤瘀斑，鼻出血、牙龈出血等出血倾向。

（3）腹水：门脉压增高，肝内淋巴液流通受阻，伴有肝病时血清白蛋白低，血浆胶体渗透压下降等均可加剧腹水形成。

3 需要做哪些检查才能明确诊断？

（1）腹部彩超：可显示门静脉情况、腹水、肝质地异常等。

（2）CT 血管成像：可客观显示门静脉系各血管的形态、直径等，可明确诊断（图 5-6-1）。

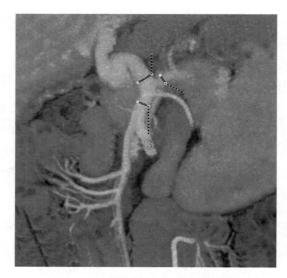

①门静脉；②脾静脉；③肠系膜上静脉

图 5-6-1 CTA 示门静脉、脾静脉、肠系膜上静脉均扩张

（3）上消化道造影：可显示食管-静脉曲张，曲张的静脉使食管的轮廓呈虫蚀样改变。

（4）消化内镜检查：胃镜可清楚观察食管胃底静脉的曲张程度，门静脉高压的孩子发生上消化道出血时，内镜可查明出血位置，及时止血。

（5）门静脉造影：可以使门静脉系统和肝静脉显影，了解静脉受阻部位和侧支循环回流情况，可作为外科医生选择分流术式的参考。

4 门静脉高压症有哪些临床类型?

根据门静脉高压的病变部位来分类，门静脉高压症可以分为肝前型、肝内型和肝后型。肝前型门静脉高压症是儿童常见类型，主要见于门静脉系统血栓形成、先天性门静脉异常；肝内型门静脉高压症常见于胆汁性淤积性肝硬化、胆道闭锁等；肝后性门静脉高压症常见于下腔静脉阻塞性疾病、缩窄性心包炎及严重心功能衰竭的患者。

5 肝前型门静脉高压症怎么治疗?

小儿门静脉高压症的治疗措施：一是防治食管静脉曲张破裂出血，二是降低门静脉压力，恢复入肝血流。对于患儿因持续门静脉高压导致进行性脾肿大和全血细胞减少，巨脾并发严重脾功能亢进会引起腹痛、鼻衄、进食受限甚至生长发育迟缓等症状的患儿，待出血得到控制、病情稳定后，3 岁以上孩子可择期手术治疗。

门静脉高压症根据临床类型可选择断流与分流两大类术式，肝前型门静脉高压实施 Rex 分流术（图 5-6-2），通过移植分流血管的方式，将门静脉系统血液分流入 Rex 窦，实现门静脉血液分流入肝脏的目的，既降低了门脉的压力，又能恢复入肝血流；既避免了肝性脑病的发生，又改善了肝脏功能，是当前治疗儿童肝前性门静脉高压的有效手术方式。

消化道出血应给予休息、禁食、补液、输血、应用止血药、保持呼吸道通畅、应用保肝药等保守治疗。胃镜注射硬化剂或套扎出血血管，可有效、精准治疗食管静脉活动性出血。

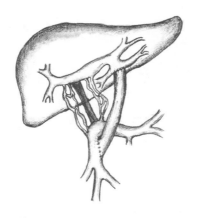

图 5-6-2　肝前性门静脉高压，Rex 分流术

Rex 分流术后注意事项有哪些?

（1）术后注意饮食：忌食粗糙或过热食物，以易消化、有营养的食物为主。

（2）术后抗凝治疗：Rex 术后应常规使用抗凝治疗，维持 3~6 个月，预防血栓形成。常用的抗凝药物有肝素钠、阿司匹林、双嘧达莫、华法林、波立维等。

（3）Rex 术后常见的并发症是血管吻合口出血、血管栓塞和吻合口狭窄。分流术后 48 小时内，患者应取平卧位，翻身动作宜轻柔，保持大便通畅，以防血管吻合口出血；应使用抗凝药物，防止门静脉系统血栓形成，注意用药前后凝血时间变化。定期复查彩超了解吻合血管通畅情况，是否有栓塞和吻合口狭窄。

（4）规律随访有助于发现血管并发症并及时处理，术后 1 周、1 个月、3 个月、6 个月、1 年以及之后每年均需复查，复查内容包括血常规、肝功能、凝血功能、血氨以及血管超声、CT、MRI、胃镜、上消化道造影等，可以根据具体情况进行选择。

第七章　护理要点及健康指导

✍ 术前护理要点

1. 观察患儿眼睑有无水肿，皮肤黏膜有无黄染，口唇、巩膜及甲床有无苍白。

2. 观察大便颜色、性状、量及有无新鲜出血；观察腹部情况，有无腹胀及腹肌紧张。

3. 消化道出血患儿暂禁食水，无出血者应进易消化无渣、温凉饮食，避免坚硬食物引起出血；给予补液及止血药物应用，贫血严重者给予输血，卧床休息，避免活动。

4. 积极完善术前相关检查，做好术前肠道准备，避免感冒。

5. 梅克尔憩室的患儿持续性腹痛，可伴有排血便，量多，呈暗红色或鲜红色，应明确诊断，尽早手术。

结肠息肉患儿入院后易消化饮食，口服泻药，清洁肠道后行肠镜检查或手术治疗。家族性肠息肉病患儿大便带血，呈暗红色，与大便混合，大便次数增多。Peutz-Jeghers综合征的患儿唇部有黑色素沉着，胃肠道散在息肉，具有家族遗传性。出现梗阻症状时应暂禁食水，给予补液治疗，必要时留置胃肠减压，减轻肠道负担。

新生儿坏死性小肠结肠炎患儿病情较重，病程较长，应密切观察患儿病情变化，患儿出现嗜睡，精神萎靡不振，食欲差，大便有腥臭味，带有血丝，保守治疗效果差，有手术指征时应积极行手术治疗，术后持续应用静脉营养治疗。

门静脉高压症的患儿早期无症状，出现呕血、便血症状后，需立即给予暂禁食水，补液、抑酸、止血药物应用，必要时给予输血。

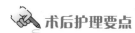 **术后护理要点**

1. 术后观察患儿意识，口唇、甲床颜色，鼓励其半卧位，以利于呼吸及炎症局限。

2. 观察腹部情况，切口敷料有无渗湿，妥善固定各引流管，观察引流液的颜色、性质、量。

3. 鼓励患儿早期下床活动，促进肠蠕动，进食应循序渐进，流质饮食逐渐过渡到软食、普食，避免生、冷、油腻等不消化饮食。

4. 梅克尔憩室的患儿重点观察大便颜色，有无新鲜血便。Peutz – Jeghers 综合征、家族性肠息肉的患儿行胃肠镜息肉切除后应观察患儿有无腹痛，腹肌紧张，警惕消化道穿孔的出现。门静脉高压症行血管再植的患儿术后应卧床休息，避免剧烈活动，易消化饮食，保持大便通畅；口服抗凝药物；彩超观察血管通畅情况。

健康指导

1. Peutz–Jeghers 综合征及肠道息肉的患儿需定期复查胃肠镜（6 个月 ~ 1 年），动态监测肠道内息肉情况，定期切除息肉，避免出现腹痛、腹胀，肠梗阻症状时再就诊，将伤害降至最低。

2. 门静脉高压症患儿保守治疗期间应避免剧烈活动，避免坚硬食物，避免口服退热药物，术后定期随访。

3. 新生儿坏死性小肠结肠炎患儿术后应观察患儿精神状况、大便颜色、形状及气味，保持大便通畅，口服肠道益生菌，易消化饮食，提倡母乳喂养，保持体重逐渐增加，监测生长发育。

第六篇　肿瘤

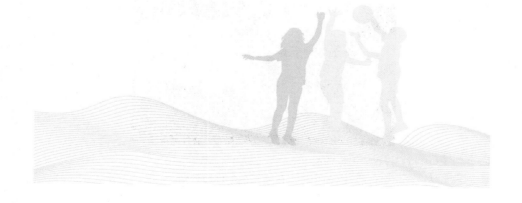

第一章 血管瘤

典型病例

女宝，5个月，发现左侧上臂肿物并进行性增大4个月。孩子出生时，左侧上臂可见一红疹，家长以为皮疹，未在意，随着孩子生长迅速长大。至门诊就诊，体格检查可见局部一鲜红色肿物突起，约1元硬币大小，表面如草莓状，边沿深部可见蓝色团块，质软，无压痛，压之褪色，松手后颜色复现。彩超提示混合性血管瘤。诊断为混合型血管瘤，入院后完善术前检查，行左上臂血管瘤切除术，术后恢复顺利。

1 什么是血管瘤？

血管瘤是一种先天性脉管发育畸形，属于错构瘤性质，是儿童常见的良性肿瘤，发病率可达10%。多见于颜面部、四肢、躯干甚至内脏等身体不同部位，可分为毛细血管瘤（图6-1-1）、海绵状血管瘤、混合性血管瘤等不同类型。

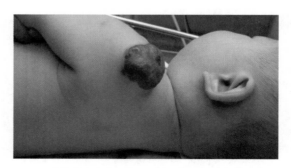

瘤体突出皮肤，表面呈结节状，状如草莓

图6-1-1 体表单发毛细血管瘤

2 血管瘤的主要表现是什么？

血管瘤典型临床表现，出生时局部皮肤正常或仅可见一小红点丘疹样表现，随后小红点逐渐增大，可凸出皮肤，颜色鲜红呈"草莓"样改变，也可局部散在分布，可单发或多发（图6-1-2）。或局部皮肤颜色呈青紫色，局部隆起，触之质软，呈"海绵"样改变。对于特殊部位如口腔、会阴部、肛周的瘤体，常因摩擦、污染出现破溃（图6-1-3）。

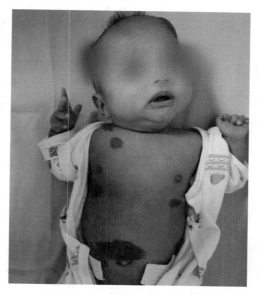

图 6-1-2　全身多发毛细血管瘤

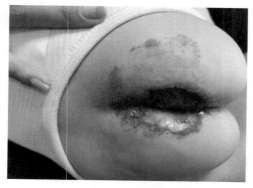

图 6-1-3　肛周毛细血管瘤破溃

3 血管瘤需要做什么检查？

血管瘤诊断多依赖病史和临床表现，基本可确诊。超声作为首选检查，可测量瘤体大小、深度、血运情况等。根据病情可选择磁共振、CT等辅助检查。

4 血管瘤有什么特点？

自行消退是血管瘤不同于其他类型肿瘤的最大特点。但在一岁以内，是血管瘤快速增长的时期，根据增长速度、发病部位等，可选择观察或治疗。随着年龄进一步增长，血管瘤会出现不同程度的消退。血管瘤完全消退后可不留任何痕迹，也有一部分局部表现为色素沉着、皮肤皱缩，瘢痕形成等。

5 血管瘤需要和哪些疾病鉴别？

血管瘤主要鉴别诊断为血管畸形。在早期的认识中，常常将血管瘤和血管畸形混为一谈，随着研究深入，已将血管瘤和血管畸形分别开。不同于血管瘤，血管畸形出生时即可发现病变，表现为畸形的血管穿行于组织内，呈条索状、蔓状分布，随着年龄增长缓慢增大，有些与动静脉交织形成动静脉瘘。随年龄生长不会自行消退。治疗以手术和介入为主。

6 血管瘤该怎么治疗？

不同类型的血管瘤治疗方式不同，包括手术切除、硬化治疗（图6-1-4）、激光治疗、冷冻治疗、放射与放射性核素治疗、外用药物治疗、口服β受体阻滞剂（普萘洛尔）治疗等。因血管瘤具有自行消退的特点，所以应该根据每个患儿的发病特点制定个体化方案。但对于巨大的、增殖速度过快的、严重影响器官功能的血管瘤，尽早治疗是非常重要的。

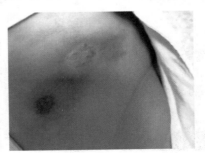

图6-1-4 血管瘤硬化治疗1次后

第二章　淋巴管瘤

典型病例

男宝，2岁，1个月前妈妈发现孩子右侧颈部鼓起一包，触摸柔软，无疼痛、发热等不适，未诊疗。随着时间推移，包块逐渐增大，进而到医院就诊。入院查体可见右侧颈部有一包块，最大直径约8 cm，质地软，边界不清，无压痛。彩超提示右侧颈部囊性包块，内可见分隔；颈部 CT 提示右侧颈部淋巴管瘤紧邻颈内静脉。术前诊断为右侧颈部淋巴管瘤，行手术切除，术中见巨大囊性肿物，内充满淡黄色液体，可见多个分隔，小心将囊肿从颈部血管及神经上分离下来，完整切除。术后恢复良好，无复发。

1 什么是淋巴管瘤？

淋巴管瘤是儿童常见的良性肿瘤，由于淋巴管系统发育畸形导致的良性病变，原始的淋巴管过度增生或退化不全，进而形成肿瘤样改变，好发于颈部、腋下、纵隔、腹腔等。

2 淋巴管瘤与淋巴瘤有什么区别？

这两种病名称仅一字之差，实际上却有天壤之别。如前所述，淋巴管瘤是淋巴管的畸形发育所致，属于良性病变。而淋巴瘤是淋巴细胞异常增殖导致的血液系统恶性肿瘤。

3 患淋巴管瘤的孩子有什么主要表现？

主要表现为病变部位的肿胀或局部可触及的囊性包块，质软，无压痛。如果合并出血或感染，包块可突然增大，张力增高，局部疼痛明显，并对周围组织压迫。淋巴管瘤多发于颈部，也可发生于胸部、四肢、腋下、腹腔等（图 6-2-1、图 6-2-2），腹腔淋巴管瘤早期可无任何症状，合并出血或感染时，出现腹痛、腹胀、呕吐、发热等症状。

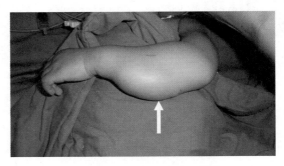

图 6-2-1　左侧上肢淋巴管瘤

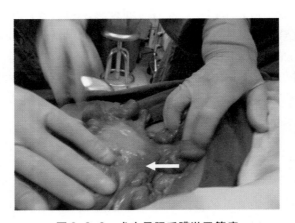

图 6-2-2　术中见肠系膜淋巴管瘤

4　淋巴管瘤需要做什么检查来诊断？

彩超（图 6-2-3）、CT（图 6-2-4）、磁共振等均可用于诊断，评估瘤体大小和周围组织的关系，特别是血管神经的关系。

5　淋巴管瘤该如何治疗？

目前，淋巴管瘤的治疗主要以手术切除和药物注射为主，根据发病部位、瘤体类型、发病特点等，制定个体化方案。

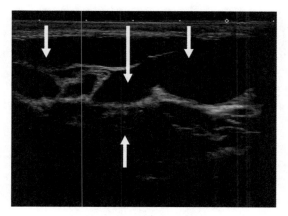

图 6-2-3 彩超见淋巴管瘤呈多房囊性，回声均匀

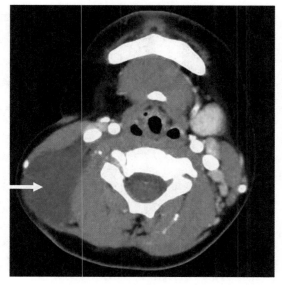

CT 示右侧颈部瘤体位于胸锁乳突肌深面，呈囊性紧邻颈动静脉

图 6-2-4 右侧颈部淋巴管瘤 CT

6 淋巴管瘤的治疗效果如何？

大多数淋巴管瘤患儿经手术完整切除（图 6-2-5、图 6-2-6），得到治愈，少数患儿术后复发。部分需手术和注射硬化剂治疗相结合，取得良好效果。

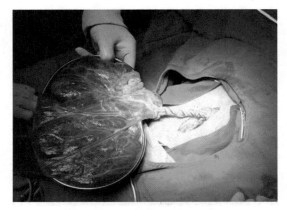

术中见淋巴管瘤体积巨大、囊内出血

图6-2-5　大网膜淋巴管瘤

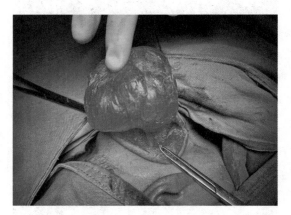

术中见瘤体囊壁薄且透明，内为淡黄色清亮淋巴液

图6-2-6　颈部淋巴管瘤

第三章　肝母细胞瘤

典型病例

女宝，2 岁，一周前家长无意中摸到孩子右侧腹部有一大包块，急来医院就诊。入院查体发现患儿右侧上腹部巨大包块，质地硬，活动度差，无压痛。抽血化验甲胎蛋白 AFP 1664 ng/mL（正常值 0 ~ 20 ng/mL）。超声提示肝脏右叶实性占位。腹部 CT 提示肝右叶巨大恶性肿瘤，术前诊断为肝右叶巨大肿瘤，考虑肝母细胞瘤，行手术切除肝右叶肿瘤，术中发现肿瘤几乎占据整个右半肝，小心将肿瘤从大血管上分离下来，将肿瘤完整切除。术后病理诊断：肝母细胞瘤，术后接受规律化疗，随访 5 年，生长发育如同龄儿童，复查 CT 显示肝脏体积与同龄儿童相符。

1 肝母细胞瘤是肝癌吗？

肝母细胞瘤与肝癌均属于恶性肿瘤，不同于成人的肝癌，肝母细胞瘤发生于儿童，常见于 6 个月 ~ 3 岁，是小儿最常见的肝脏原发恶性肿瘤。

2 为什么会得肝母细胞瘤？

肝母细胞瘤属于胚胎性恶性肿瘤，家族遗传、基因突变等均参与了肿瘤的发生；同时围产期环境污染、药物摄入等也可能导致肿瘤发生。

3 患肝母细胞瘤的孩子有什么表现？

早期表现主要为右腹部包块，常在换衣服、洗澡时偶然发现。肿瘤进展到一定程度，压迫周围肠管等组织器官，会出现腹痛、腹胀、恶心、呕吐等症状，常常被误诊为"消化不良""积食"等，导致病情延误。肿瘤进展到晚期，患儿会出现贫血、消瘦、发热、营养不良等恶病质表现，多器官转移，并危及生命。

4 需要做什么检查来诊断肝母细胞瘤?

肝母细胞瘤的诊断并不困难,根据孩子的表现和腹部检查,若怀疑肝脏有肿块,首选腹部彩超检查,腹部平扫+增强CT(图6-3-1)、磁共振等均可用于肝母细胞瘤的诊断和评估。血清学中,甲胎蛋白AFP在绝大多数肝母细胞瘤患儿中明显升高,但仍有少数患儿甲胎蛋白并不升高。

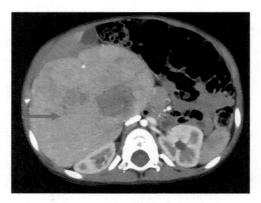

图6-3-1 CT显示肝脏巨大占位

5 肝母细胞瘤该如何治疗?

根据影像学的表现,对早期的肝母细胞瘤,手术治疗完整切除瘤体是首选(图6-3-2),术后行化疗等综合治疗。如肿瘤已进展至中晚期,错过手术最佳时期,行肿瘤穿刺活检,明确诊断,先化疗4~6个疗程,充分评估后再行手术治疗。

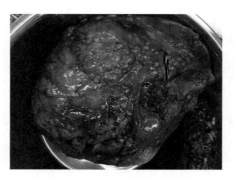

图6-3-2 术中切除瘤体大体标本

6 肝母细胞瘤远期治疗效果如何？

肝母细胞瘤越早发现、越早治疗，效果越好。对于Ⅰ期、Ⅱ期的患儿，生存率可达80%。对于晚期的患儿，预后较差，总体生存率约50%。

7 如何做到早发现、早治疗肝母细胞瘤？

家长在日常生活中，需仔细观察孩子表现，有无腹胀、恶心、呕吐等类似消化不良情况，持续不改善应到医院就诊。同时，经常抚摸孩子腹部、四肢等部位，如触及异常肿块及时到医院就诊。此外，儿童常规体检也是非常重要的，建议每年做1~2次彩超检查，做到早发现，早治疗。

第四章

肾母细胞瘤

典型病例

男宝，6 个月，发现右侧腹部包块 2 天。家长 2 天前给孩子换衣服时无意中摸到腹部一包块，至医院就诊。入院查体：右侧腹部可触及一肿块，最大直径约 10 cm，质硬，无压痛。彩超提示右侧肾脏肿瘤；腹部 CT 提示右侧肾脏实性占位；抽血化验无明显异常。诊断为右侧肾母细胞瘤，行肿瘤根治性切除，术中发现肿瘤来自右侧肾脏，占据绝大多数肾脏，仅残留少量正常肾脏组织，包膜完整，未见肿瘤突破肾包膜，保护好大血管，将肿瘤完整切除。病理结果肾母细胞瘤，因发现较早，属于肾母细胞瘤 I 期，术后给予规律化疗，随访 3 年无复发。

1 什么是肾母细胞瘤？

肾母细胞瘤是儿童最常见的肾脏恶性肿瘤，年龄多见于 1 ~ 3 岁。肾母细胞瘤是目前治愈率最高的儿童实体肿瘤，总体治愈率超过 85%。

2 肾母细胞瘤是什么原因导致的？

肾母细胞瘤是胚胎性恶性肿瘤，组织病理学上，可见肿瘤特性类似于胚肾发育的各个阶段，提示肿瘤的发生与怀孕期间肾脏分化发育相关。此外，肿瘤发生涉及 WT1 等多个基因，先天性遗传因素同样参与肿瘤的发生。

3 肾母细胞瘤的孩子有什么临床表现？

家长洗澡或换衣服时无意中发现孩子腹部有包块，前来就诊。也有患儿因摔倒行检查时发现。除此之外，腹痛、食欲减退、消化不良、体重下降、血尿等同样可作为首发症状。少部分患儿，延误至肿瘤晚期，出现营养不良、严重贫血、发热等，甚至出现肺转移等多发器官转移才到医院就诊，错过最佳治疗时机。

④ 肾母细胞瘤需要做哪些检查来进行诊断？

肾母细胞瘤无血清特异性标记物，肿瘤进展至一定程度，患儿化验指标可表现为贫血、低蛋白、电解质紊乱、凝血功能障碍等；有的患儿会有血尿，应常规行尿常规化验。影像学检查中，彩超可作为首选。同时腹部平扫+增强 CT（图6-4-1）、磁共振等检查可以了解肿瘤部位、大小和周围组织的关系，对肿瘤进行分期评估。

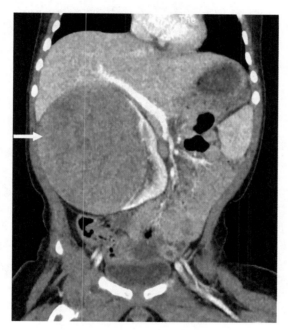

箭头示右侧肾脏巨大肿物，肾脏正常组织所剩无几

图6-4-1　增强 CT 显示右侧肾母细胞瘤

⑤ 如何治疗肾母细胞瘤？

肾母细胞瘤根据分期不同，可行手术治疗、化疗、放疗等综合治疗。对于肿瘤晚期错过手术最佳时机的儿童，可先行肿瘤穿刺，明确病理类型，再行化疗、放疗等，4～6个疗程评估治疗效果，决定手术时机。

6 一侧肾脏切除对孩子有影响吗?

肾母细胞瘤是生长在肾脏的恶性肿瘤,与残余正常肾组织分界不清,单侧肾脏肿瘤需根治性切除(图6-4-2)。术后依靠对侧正常肾脏维持机体功能。正常情况下,一侧肾脏功能代偿足以满足身体所需,维持孩子的正常生长发育。在日常生活中需注意,避免服用具有肾毒性的药物、过期食物等,定期复查。

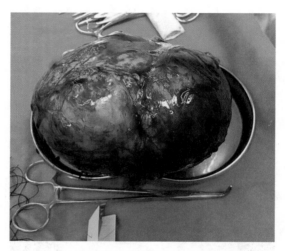

图6-4-2 右侧肾母细胞瘤根治性切除大体标本

第五章 神经母细胞瘤

典型病例

女宝，3岁，腹痛伴间断低热20天。当地县医院按"消化不良"治疗，效果不佳，并进行性加重。入院检查发现患儿贫血貌，腹部高度膨隆，上腹部可触及一肿物，边界不清，活动度差，压痛明显。化验血红蛋白75 g/L（正常值120～150 g/L），神经元特异性烯醇化酶（NSE）185 ng/mL（正常值0～15 ng/mL）。查彩超提示腹膜后多发实性占位。CT提示腹膜后多发占位，肿瘤包绕肾血管、下腔静脉等大血管，并可见多发腹膜后淋巴结转移。骨显像提示肋骨、胸骨、椎体代谢活跃，考虑转移。骨穿可见散在及成团神经母细胞瘤细胞。肿瘤穿刺病理诊断神经母细胞瘤。因骨髓转移诊断腹部神经母细胞瘤Ⅳ期（晚期），错过最佳手术时期，先行4个疗程化疗后手术治疗，术后规律化疗，随访3年无复发。

1 什么是神经母细胞瘤？

神经母细胞瘤是小儿最常见的腹部实体肿瘤，多见于1～3岁婴幼儿。发病部位不同，以腹部包块为主，头颈部、胸部甚至皮下异常包块也可作为首发症状。早期容易发生转移，特别是骨转移发生比较早。

2 神经母细胞瘤是怎么长出来的？

神经母细胞瘤与胚胎发育有关，有先天性基因因素，同时也存在围生期外在因素，部分怀孕期间胎儿已发病。神经母细胞瘤属于胚胎性恶性肿瘤，肿瘤来源于肾上腺髓质和交感神经节。

3 神经母细胞瘤的孩子有什么症状？

非特异性全身症状，如低热、食欲差、贫血、消瘦、体重下降等。

发病部位不同，临床表现也不同。腹膜后神经母细胞瘤多在父母给孩子洗澡、换衣服或体检时无意发现腹部包块。肿瘤巨大时，也会压迫周围器官，引起腹胀、腹痛、恶心、呕吐等，进而前来就诊。远处转移时，头颈部、胸部、皮肤等可触及质硬肿块。甚至部分骨转移患儿，因腿疼、跛行等前来就诊。因肿瘤细胞来源于肾上腺髓质或交感神经节细胞，多伴有儿茶酚胺及代谢物的增高，引起面色苍白、血压升高、多汗、头痛、心悸等症状，少数患儿伴有腹泻。肿瘤生长过快时，有瘤体破裂可能，引起大出血，甚至危及生命。

4 怎么诊断神经母细胞瘤？

神经母细胞瘤患儿血液中神经元特异性烯醇化酶（NSE）会特异性增高。大多数神经母细胞瘤患儿尿液会出现儿茶酚胺及儿茶酚胺代谢物的持续增高，包括多巴胺（DA）、香草扁桃酸（VMA）、高香草酸（HVA）。影像检查如超声、CT（图6-5-1）、磁共振等可了解肿瘤部位、大小及与周围组织关系，进行初步诊断。骨扫描、骨穿可评估有无骨转移。肿瘤穿刺活检，病理是确诊神经母细胞瘤的金标准，*Myc*基因DNA检测可明确肿瘤的危险程度。

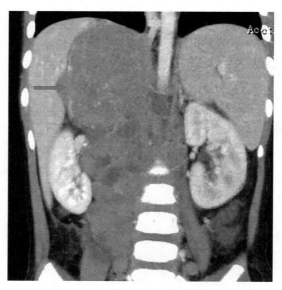

图6-5-1 CT显示右侧肾上腺区肿块，边界不清，包绕腹部大血管

5 神经母细胞瘤需要和哪些疾病鉴别?

神经母细胞瘤需要与肝母细胞瘤、肾母细胞瘤、横纹肌肉瘤、恶性畸胎瘤、淋巴瘤等进行鉴别。结合肿瘤标志物、影像学检查进行区分,当然,肿瘤病理结果最为准确。

6 神经母细胞瘤如何治疗?

根据肿瘤分期制定治疗方案,早期神经母细胞瘤可先行手术治疗,术后辅助化疗、免疫治疗等。中晚期神经母细胞瘤,或腹部大血管已被瘤体包裹,错过最佳手术时期,可先行肿瘤穿刺病理检查,明确诊断后化疗,4~6个疗程评估后再行手术治疗,术后继续化疗、放疗、免疫治疗。

7 什么是 4S 期神经母细胞瘤?

4S 期是神经母细胞瘤的特殊类型,可以自行消退。符合以下条件:①局灶性的原发肿瘤;②年龄<18 个月;③伴发皮肤、肝脏、骨髓转移为神经母细胞瘤 4S 期,可不做放化疗及手术,定期随访、密切观察瘤体的变化情况。若有进展,及时更改治疗方案。

8 神经母细胞瘤的远期治疗效果怎么样?

神经母细胞瘤早期不容易发现,一旦发现,往往是中晚期,所以整体治疗效果较差。年龄越小,瘤体 MYC 基因低表达,病理类型分化良好型,治疗效果较好。

典型病例

女童，10 岁，间断腹痛、腹胀 1 个月，加重 4 天。1 个月前孩子出现腹痛、腹胀，起初孩子腹痛、腹胀不严重，家属未在意，之后症状逐渐加重，当地诊所按"肠痉挛"口服药物，好转后反复出现，同时家属发现孩子腹胀情况越来越明显，并在下腹部摸到一包块，急来医院就诊。入院后可见患儿下腹部一巨大包块，质地硬，活动度好，压痛明显。抽血化验，甲胎蛋白 AFP 916 ng/mL（正常值 0 ~ 20 ng/mL）。彩超提示盆腔一大小约 5 cm×6 cm×6 cm肿物，来源于生殖系统。腹部 CT 提示盆腔巨大肿瘤，诊断为卵巢畸胎瘤。充分的术前准备后行手术切除，术中发现肿瘤来自左侧卵巢，未见正常卵巢组织，均被巨大的肿瘤占据，完整切除肿瘤。术后病理结果回示恶性未成熟畸胎瘤，术后接受正规化疗，现已康复。

1 什么是畸胎瘤？

畸胎瘤是由三种胚层的胚细胞异常发育形成的胚胎性肿瘤。好发于身体的中线部位，如颈部、纵隔、腹膜后、骶尾部（图 6-6-1）。此外男孩的睾丸、女孩的卵巢也是其多发部位。

2 畸胎瘤是恶性肿瘤吗？

畸胎瘤分良、恶性，良性即成熟性畸胎瘤，内可见毛发、骨骼、脂肪、神经等成熟组织。恶性畸胎瘤内分布不同程度的未成熟组织，具有恶性增殖、转移特性。畸胎瘤约80%为良性，20%为恶性。此外，良性畸胎瘤会出现恶变，需尽早治疗。

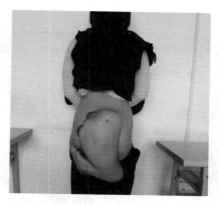

图6-6-1　尾部巨大寄生胎

 畸胎瘤患儿有什么表现？

早期无特异性表现，或仅表现为病变部位的包块，如骶尾部、盆腔畸胎瘤。肿瘤生长到一定程度，会出现腹痛、腹胀、呕吐、排便困难，甚至排尿困难，卵巢、睾丸畸胎瘤如合并扭转，可出现剧烈绞痛。恶性畸胎瘤快速进展，晚期可出现贫血、消瘦、营养不良、大量腹水等恶病质表现。

 畸胎瘤需要做哪些检查来进行诊断？

畸胎瘤患者需要查血液肿瘤标记物。良性畸胎瘤中，血液检查无特异性指标。恶性畸胎瘤多数甲胎蛋白AFP可明显升高。超声、CT（图6-6-2）、磁共振等均可辅助诊断畸胎瘤。

5　畸胎瘤如何治疗？

早期发现、早期手术切除是治疗的关键。即使是良性畸胎瘤（图6-6-3），一经发现，需尽快手术切除，恶性畸胎瘤更是如此。良性畸胎瘤手术完整切除，若位于骶尾部，则其生发中心位于尾骨，一定要将尾骨和肿瘤一并切除，无需化疗。恶性畸胎瘤结合分期及病理分型，术后接受正规化疗。

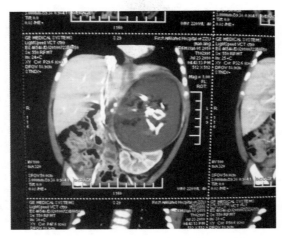

箭头示瘤体约 5 cm×4 cm，囊实性、内有钙化

图 6-6-2　CT 显示左侧腹腔巨大畸胎瘤

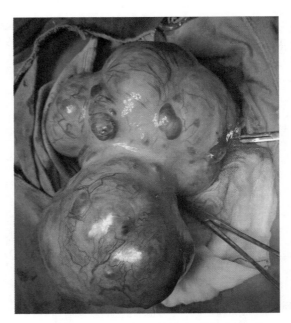

肿瘤位于卵巢、呈哑铃型，该侧无正常的卵巢组织

图 6-6-3　卵巢畸胎瘤术中见

畸胎瘤远期治疗效果如何？

　　对于良性畸胎瘤，完整手术切除即可治愈。对于恶性畸胎瘤，需要综合治疗，越早发现越早治疗，治愈率越高。但仍有一些晚期肿瘤，存在复发、转移可能。

第七章 卵巢肿瘤

典型病例

女童，8岁，1天前突然出现右下腹疼痛，伴恶心、呕吐，呕吐物为吃的食物，无黄绿色胆汁，无发热。家属赶紧带着女孩来郑州大学第一附属医院就诊，急诊做彩超和CT均提示右下腹卵巢肿物，考虑扭转。急诊入院，完善相关检查后急诊行腹腔镜探查术，术中发现右侧卵巢可见一大小约5 cm×3 cm肿物，合并蒂扭转3圈，右侧卵巢及输卵管坏死，与家属沟通后切除肿瘤及坏死的右侧卵巢、输卵管。术后病理结果为成熟性畸胎瘤，切口愈合后患儿出院。

1 卵巢肿瘤的临床表现有哪些？

卵巢肿瘤可发生于任何年龄，由于肿瘤的性质、大小及出现时间不同表现出不同的临床症状。卵巢肿瘤中分为卵巢肿瘤样病变和卵巢肿瘤，前者主要包括滤泡囊肿和黄体囊肿等，后者则包含生殖细胞肿瘤、上皮细胞瘤、性腺间质肿瘤、转移性肿瘤等，其中生殖细胞瘤最多。

小儿卵巢肿瘤早期不易发现，一般无特殊表现，偶有下腹部不适或牵拉痛。当肿瘤增大，盆腔不能容纳，可以看见或触及腹部肿块，这些肿瘤活动度大，与周围组织无粘连。蒂部较长可能发生扭转，引起出血及坏死，临床表现为剧烈的腹痛、恶心、呕吐或发热，肿瘤部位压痛明显，右侧卵巢肿瘤合并蒂扭转有可能误诊为阑尾炎。恶性肿瘤生长迅速，活动度差，与周围粘连，常常伴有腹水，早期可能发生转移，短期内可能出现发热、消瘦、食欲差、恶病质等，如果肿瘤破裂出血可能危及生命。

2 如何确诊卵巢肿瘤?

儿童体检是能够早期发现问题的最重要的方法。彩超是辅助诊断的首选方法、简便无辐射，对诊断卵巢囊肿扭转、卵巢畸胎瘤扭转有重要指导意义。CT 有助于对肿块的定位和定性诊断有重要意义。肿瘤标志物可以帮助预测肿瘤的良恶性，如卵巢恶性畸胎瘤、胚胎癌、内胚窦瘤等甲胎蛋白（AFP）会升高。其他的标志物包括癌胚抗原（CEA）、绒毛膜促性腺激素（HCG）、糖类抗原 CA125、性激素等。

3 如何治疗卵巢肿瘤?

术前可以通过肿瘤标志物、彩超、CT 等进行预测，术后根据病理结果、分级、分期等决定化疗方案。如卵巢肿物肿瘤扭转需要急诊手术治疗（图 6-7-1）。良性肿瘤要尽可能保留正常的卵巢组织，恶性肿瘤根据术中情况决定手术范围（图 6-7-2），如腹腔有种植或大网膜上发现肿瘤，需扩大切除。随着微创技术的提高，不少学者提出微创手术行卵巢肿物切除术，但是仍然需要把握适应证，对于恶性卵巢肿瘤还是选择开放性切除术。治疗除了考虑肿瘤的根治性切除、生存期、还要考虑到孩子的生长发育和成年以后的生育问题。

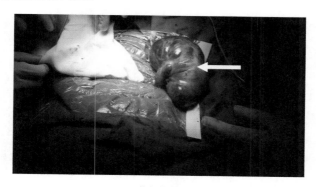

蒂部扭转

图 6-7-1　术中见右侧卵巢巨大肿瘤

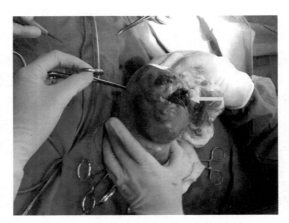

瘤体巨大，将包膜撑破，已无正常卵巢组织，输卵管伞也有侵犯

图 6-7-2　术中见右侧卵巢肿瘤

4 卵巢肿瘤的预后怎么样？

卵巢肿瘤病理性质不同，预后也不一样。良性的卵巢肿瘤预后较好，恶性的卵巢肿瘤手术切除后需要进一步的治疗。

典型病例

女童，13 岁，7 天前在学习时出现左上腹疼痛，同时伴有恶心，至诊所开具"吗丁啉"口服，效果不佳，至当地县医院，按"胃炎"治疗，症状好转后反复，查彩超提示胰腺占位，转诊至上级医院。入院后，抽血结果无异常。彩超提示胰腺占位。腹部 CT 提示胰腺实性假乳头状瘤。行手术切除，术中探查肿瘤来自胰腺中段，突出胰腺表面，包膜完整。沿肿瘤与正常胰腺间隙分离，保护胰管及深部的大血管，完整切除肿瘤，术后病理回示胰腺实性假乳头状瘤。术后恢复良好，复查无复发，患儿得到治愈。

1 什么是胰腺实性假乳头状瘤？

胰腺实性假乳头状瘤是一种较为少见的低度恶性胰腺肿瘤，多见于学龄期女孩或青年女性。男女比例约 1∶9。

2 什么原因导致的胰腺实性假乳头状瘤？

胰腺实性假乳头状瘤发病原因不明确。可能与胰腺细胞、胰腺导管细胞异常发育有关。同时雌激素也可能影响肿瘤的发生。

3 胰腺实性假乳头状瘤患儿有什么临床表现？

早期无明显表现，可在体检中发现。肿瘤增大到一定程度，患儿可能出现恶心、呕吐、腹胀、腹痛等不适，至医院就诊行彩超或 CT 而发现。

4 诊断胰腺实性假乳头状瘤需要做什么检查？

血液中缺乏特异性指标。影像学以彩超首选，平扫+增强 CT（图 6-8-1）、磁共振等检查明确肿瘤部位、大小和周围组织关系，有助于诊断。

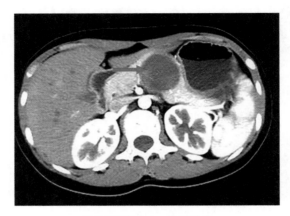

肿物以囊性为主，边界清楚

图6-8-1　CT示胰腺体部

5　如何治疗胰腺实性假乳头状瘤？

胰腺实性假乳头状瘤，以手术根治性切除为主（图6-8-2），此疾病化疗不敏感。

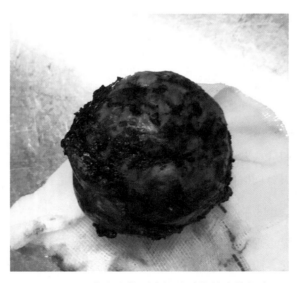

图6-8-2　术中完整剥离切除肿物的大体标本

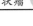

6 胰腺实性假乳头状瘤远期治疗效果如何？

胰腺实性假乳头状瘤为低度恶性肿瘤，多以局部增殖侵犯为主，很少发生远处转移。早期完整切除可达到根治的效果。此病远期预后非常好，部分患儿复发或转移，需再次手术，仍可达到长期生存。

第九章 护理要点及健康指导

术前护理要点

1. 观察患儿精神状态，腹部体征，有无甲床、口唇苍白等贫血体征。

2. 嘱患儿卧床休息，适当活动，避免剧烈活动导致瘤体破裂、出血。

3. 调整饮食，提供高热量、高蛋白、高维生素、易消化饮食，保证营养素的供给，增强机体的抵抗力，提高自身免疫力。

4. 肿瘤压迫肠道及膀胱引起大小便困难者，给予灌肠辅助排便，留置尿管，引流尿液；有血尿者，正确留取尿标本送检。

5. 行肿瘤穿刺的患儿应严密监测生命体征变化，观察腹部情况，查看有无内出血征象，积极完善相关检查，尽早行手术治疗。

6. 腹部恶性肿瘤患儿应观察患儿有无腹部膨隆、发热、恶心、呕吐、食欲减退，避免局部受压。对于肾母细胞瘤的患儿还要观察尿量及颜色，有无血尿。骶前畸胎瘤易压迫直肠和尿道出现大小便困难，应注意观察患儿大小便有无异常，排出是否费力，小便是否淋漓不尽，大便有无干结，大便形状有无改变。

术后护理要点

1. 术后平卧位，保持呼吸道通畅，监测生命体征变化。

2. 持续胃肠减压，做好口腔护理，引入 ERAS 理念，术后尽早拔除胃管，早期进饮食，流质饮食逐渐过渡到正常饮食。

3. 观察切口敷料有无渗湿，保持各种引流管的通畅，挤压引流管，防止扭曲、受压、阻塞、打折，妥善固定防止脱落，及时观察引流液的颜色、性质、量并记录。

4. 肝母细胞瘤的患儿术后应密切观察引流情况，如腹腔引流管内引流液突然增多且呈鲜红色，应考虑有腹腔内出血情况；如腹腔引流管引流出胆汁样引流液，应考虑有胆瘘的情况，均应及时告知医师。肾母细胞瘤的患儿术后应注意观察患儿尿量，关注液体输注速度。

骶尾部畸胎瘤的患儿应避免大小便污染切口，保持尿管通畅，避免大便干结或腹泻，必要时取俯卧位或侧卧位。

卵巢肿物蒂扭转术后鼓励患儿早期下床活动，促进肠功能恢复。胰腺实性假乳头状瘤术后监测血糖波动及血清淀粉酶情况，加强营养促进切口愈合。

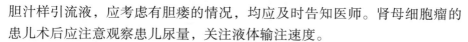

健康指导

1. 恶性肿瘤应早发现，早诊断和早治疗。由于肿瘤早期无任何临床表现，大多数患儿是无意间发现的。家长发现肿瘤的方式大多是：沐浴时触到腹部有一包块；腹部不适轻揉时发现腹部有一包块；大小便时患儿哭闹，大便形状改变，小便发红或量少、次数增多；少数是孕检时发现。提醒家长睡觉时可轻揉患儿腹部，如有异常及时到医院就诊。超声检查是简单、无创的辅助检查，可早期发现问题，呼吁家长定期为孩子体检，建议每年1~2次。

2. 注重患儿心理健康，及时开导患儿，保持乐观积极向上的心态，帮助、鼓励他们建立战胜疾病的信心，正确面对疾病，保持愉快心情，主动配合治疗。年龄稍大的患儿，可采取心理疏导，转移注意力等方式，如听故事、听音乐、看电视，减轻患儿术后切口疼痛，保证足够的睡眠，必要时应用镇痛药物。

3. 恶性肿瘤患儿需综合治疗，术后仍应加强营养，增强体质，减少化疗副作用，避免感染，定期复查。

4. 携带输液港或者留置经外周静脉穿刺的中心静脉导管（PICC）的患儿，家长要注意避免PICC贴膜浸水、卷边，预防导管打折、脱落，避免局部撞击、摩擦，观察有无红肿，定期维护，确保输液工具的畅通。

第七篇　头颈部疾病

典型病例

男宝，8个月，出生后10天发现右侧颈部肿物，质硬，就诊于当地医院，诊断右侧先天性肌性斜颈，给予局部按摩治疗，颈部包块逐渐缩小，颈部出现质硬条索状肌肉，患儿颈部活动受限，头顶部偏向右侧，下颌偏向左侧，并逐渐出现面部不对称，今来郑州大学第一附属医院诊治，诊断为右侧肌性斜颈，行斜颈矫治术，术后给予康复锻炼半年，头颈、面部均逐渐恢复对称。

1 什么是斜颈？孩子为什么会得斜颈？

斜颈是由于一侧颈部肌肉发生挛缩或颈椎发育畸形导致患儿头部偏向颈部一侧的疾病，常伴有不同程度颈部活动受限，头部长期偏斜，可出现面颊、眼裂不对称、双侧肩膀不平行、胸廓不对称、脊柱侧弯、骨盆倾斜等。根据病因可分为肌性斜颈、骨性斜颈、眼性斜颈、神经性斜颈及习惯性斜颈。其中肌性斜颈最常见。

（1）肌性斜颈：多与胎位不正、臀位相关，胎儿颈部在子宫内扭转因体位受限制不能缓解，导致胸锁乳突肌内局部血运障碍，引起肌肉缺血、变性、纤维化挛缩，导致颈部活动受限。

（2）骨性斜颈：如先天性短颈综合征、颈椎半椎体畸形，除颈部姿势异常，颈部活动受限。

（3）眼性斜颈：主要由于斜视，眼球外上方肌肉麻痹，为代偿性矫正视物功能，引起异常的头位偏斜。

（4）神经性斜颈：患儿围生期颅脑损伤导致肌肉力量差、双侧不对称，患儿头向力量弱的一侧偏斜。

（5）习惯性斜颈：指没有上述几种病理改变，患儿因不良的头颈偏斜习惯所致的头面偏斜。

2 肌性斜颈会有什么表现？

婴儿出生后 7~10 天患侧颈部可触及一无痛性肿块，位于胸锁乳突肌中下段，质硬，圆形或椭圆形，随着孩子生长，头颈部逐渐出现偏斜，头顶偏向颈部包块侧，下颌偏向对侧，颈部活动受限。颈部肿块逐渐减小，出现坚硬的条索状肌肉。随着时间推移，可出现面部不对称、患侧面部发育落后，年长儿颈椎代偿性侧凸畸形、肩部不对称等畸形（图 7-1-1）。

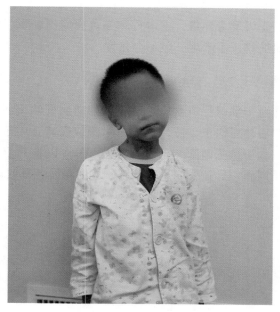

年长儿出现面部不对称、患侧面部发育落后，颈椎代偿性侧凸，肩部不对称畸形

图 7-1-1　右侧肌性斜颈

3 如何诊断肌性斜颈？

通过临床表现、体格检查和彩超可明确诊断。彩超检查可见患侧颈部胸锁乳突肌明显增厚、变性，与其他颈部疾病鉴别。颈部 CT 可了解颈椎有无寰枢椎半脱位等畸形，肌性斜颈患侧颈部肌肉明显短缩增厚。

4 得了肌性斜颈该怎么治疗？

肌性斜颈早期可以通过按摩、纠正头位保守治疗，将患儿头颈向健侧偏、患侧面部朝上、暴露患侧的胸锁乳突肌，用拇指指腹按摩胸锁乳突肌的肿块、按摩的力度适中、避免用力过度损伤皮肤、软组织或导致患儿剧烈哭闹；平时注意保持上述头位，牵拉肌肉防止挛缩。半年后复诊若胸锁乳突肌挛缩、头部不能摆正，可进行手术治疗，最佳手术时间为半岁至1岁。

5 肌性斜颈术后会复发吗？

肌性斜颈是先天发育异常，手术行胸锁乳突肌离断术，术中充分离断胸锁乳突肌及肌筋膜，手术后一般不会复发。

6 肌性斜颈术后有哪些注意事项？

术后早期注意颈部保持中立位，避免头部向病变侧偏斜，导致局部粘连斜颈复发；术后注意纠正头位，头偏向对侧或保持正中位，改变原有头面部偏斜习惯，利于患儿面部变形逐渐恢复。3岁以上儿童术后需颈托固定，帮助纠正长期斜颈导致头向患侧偏斜，同时预防颈部肌肉切缘粘连。

第二章　甲状舌管囊肿

典型病例

　　男宝，3 岁，2 年前发现颈前有一肿物，呈圆形，约红枣大小，无疼痛，随吞咽上下活动，未治疗。1 个月前肿物出现红肿、疼痛，当地县医院给予消炎治疗后按颈部囊肿手术切除，2 周前肿物复发并感染，至郑州大学第一附属医院消炎控制感染后行 CT 检查，诊断为甲状舌管囊肿术后复发，行甲状舌管囊肿切除术，术后恢复顺利，切口愈合良好，随访半年无复发。

1　甲状舌管囊肿是怎么发生的?

　　在原始胚胎中有 4~6 对潜在鳃弓，分别由连接背侧与腹侧大动脉的动脉弓支配，每一对鳃弓都有外被外胚层，内衬内胚层，并且内有中胚层填充，包含一支动脉，一支神经，一个软骨嵴和肌肉。甲状舌管囊肿、鳃源性囊肿及瘘管起源理论均基于这些动脉、肌肉、神经关系的异常。第 2、3 对鳃弓形成舌骨大小角、舌骨体的两端，紧贴甲状舌管的前后合拢为完整的舌骨，甲状舌管与舌骨静脉相连，胚胎第 9~10 周，甲状舌管退化为条索，上端为舌根部的盲孔，如果甲状舌管远端未闭合，形成甲状舌管瘘；而两端闭合，中央部分保持开放，黏液状分泌物不能排出时形成甲状舌管囊肿。

2　甲状舌管囊肿患儿有什么表现?

　　（1）甲状舌管囊肿及瘘多在 1 岁左右出现，大多数位于颈部中线，少数可略微偏向一侧。

　　（2）甲状舌管囊肿一般为椭圆形肿块，直径 1~2 cm，边缘清楚，囊内分泌物使其充盈紧张，往往具有实质感，其特征是肿块可随吞咽动作上下移动。

（3）并发感染时，囊肿处皮肤发红、疼痛，皮肤破溃时有脓性分泌物流出，囊肿与皮肤之间形成一窦道，该窦道形成甲状舌管瘘，自瘘口可见透明或混浊的黏液流出，经过一定时期后瘘口可暂时愈合，但不久又自行破溃。若不加处理，会如此周而复始反复发作。

③ 甲状舌管囊肿需要做哪些检查来进行诊断？

（1）颈部彩超因其便捷和无辐射等优点，一般作为首选检查。彩超见到颈部中线处边界清晰的皮下低回声包块，伴后方回声增强，可提示甲状舌管囊肿。

（2）颈部 CT 可为临床医生提供客观的检查片子，帮助医生判断甲状舌管囊肿的具体位置以及与舌骨的关系，同时可以判断是否为异位甲状腺组织。

④ 甲状舌管囊肿应怎么治疗？

甲状舌管囊肿在确诊后，应争取在感染发生前手术切除。囊肿感染后与周围组织粘连，层次不清楚，手术时偶遗留部分囊壁或瘘管，造成术后复发。无感染的囊肿可于患儿两岁前进行手术，手术不仅要切除囊肿，更重要的是要切除部分舌骨，因为甲状舌管囊肿有一瘘管向上经舌骨延伸至舌根部的盲孔（图7-2-1、图7-2-2），手术需切除舌骨体结扎瘘管才能避免复发，本例患儿首次手术时未切除舌骨，对瘘管结扎不确切，导致复发。

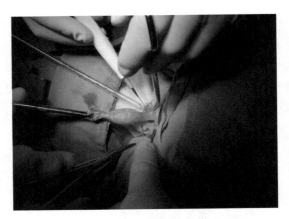

图7-2-1 术中见囊肿与舌骨相连

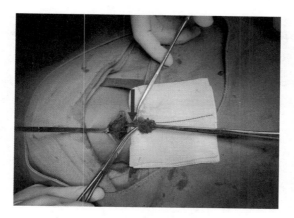

图7-2-2　舌骨近端可见瘘管

5　甲状舌管囊肿手术后疗效如何？

在发生感染前早期手术的孩子术后恢复正常，无吞咽功能障碍，极少出现复发，因此发现颈部包块或瘘管应及时就诊。该病术后复发率为9%，复发常见于甲状舌管感染、先前有过脓肿切开引流或手术未切除舌骨体的患儿。

典型病例

男宝，2岁，2个月前无明显诱因出现发热，最高达39.5 ℃，无咳嗽、流涕、腹痛、腹泻等症状。当地诊所给予消炎、退热药物应用5天效果差，体检发现左颈部一肿物、表面发红，触痛明显，至当地县医院就诊，诊断为甲状腺炎，给予口服阿莫西林消炎，治疗效果不佳。查彩超示左颈部囊实性占位，急来郑州大学第一附属医院就诊，查体见颈部偏左一肿物，大小约5 cm×5 cm，与周围组织边界不清，表面发红、皮温稍高，压痛明显，可触及波动感，入院拟诊：左侧梨状窝瘘并感染。急诊做脓肿切开引流术，术后给予抗炎治疗、间断换药2周切口愈合，行食道钡餐造影显示左侧梨状窝瘘，行内镜辅助下瘘管内皮灼烧术，术后1周恢复，顺利出院。

1 梨状窝瘘是怎么发生的？

梨状窝瘘是一种罕见的源于咽囊结构残留的颈部鳃源性畸形，儿童期发病约占80%。第三与第四鳃裂囊肿、窦道和瘘管通过舌骨下的梨状窝进入咽，此为梨状窝瘘。

2 梨状窝瘘有哪些常见的表现？

梨状窝瘘静止期一般无症状。急性感染期可表现为化脓性甲状腺炎或颈部脓肿的发热、颈部红肿、疼痛等症状，常伴有吞咽困难及疼痛，偶可引起颈部弥漫性肿胀，同时伴有颈部淋巴结大。炎症局限后形成脓肿，自行破溃或切开引流后症状缓解，易反复发作。感染也可形成咽后脓肿甚至可扩展至纵隔，引起纵隔脓肿和脓胸。新生儿严重感染后甚至可影响呼吸。

4 梨状窝瘘需要做哪些检查来进行诊断？

目前认为炎症控制后的食道吞钡检查可明确诊断（图7-3-1），此外CT、B超及同位素等在梨状窝瘘的诊断中起着非常重要的作用。内镜检查可以很好地找到梨状窝内口（图7-3-2），同时可进行治疗（图7-3-3）。

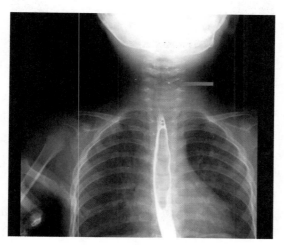

箭头示左侧梨状窝有钡剂显示，诊断为梨状窝瘘

图7-3-1 梨状窝瘘钡餐造影

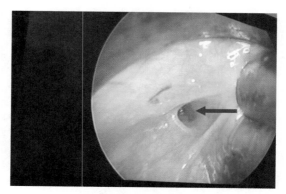

图7-3-2 左侧梨状窝瘘（支撑喉镜检查见瘘管开口）

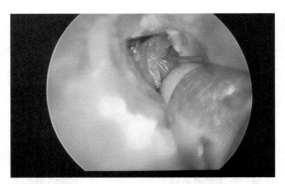

低温等离子刀烧灼破坏瘘管内黏膜组织

图7-3-3 左侧梨状窝瘘

5 梨状窝瘘应该怎么治疗？

在急性炎症期应给予抗感染治疗，合并发热时需作退热等对症处理。脓肿形成时，应及时切开引流。

瘘管的治疗方法主要有完整切除瘘管或破坏瘘管内皮组织，内镜辅助有助于瘘管的寻找，同时可行电化学烧灼，使瘘管粘连愈合，该方法治愈率高，是一种简便、有效的治疗手段。

第四章 鳃源性囊肿和瘘

典型病例

女宝，2岁，出生后即发现左侧颈部有一细小瘘口，有无色黏液间断排出，挤压后黏液排出增多，至医院就诊查彩超提示左侧鳃裂瘘，住院手术治疗，术后恢复顺利。

1 鳃源性囊肿和瘘是怎么发生的？

鳃源性囊肿和瘘多是由第2鳃裂和咽囊残留的胚胎组织演变而来，少数由第1、3、4鳃裂和咽囊演变而来；第1鳃裂发生的囊肿多在下颌角附近，开口在外耳道；第3、4鳃裂形成的瘘管极为罕见。

2 鳃源性囊肿和瘘有什么表现？

（1）鳃源性囊肿：大多在儿童期或者少年期发病。囊肿多位于胸锁乳突肌中上1/3处内侧缘，亦可出现在乳突到胸骨上窝的任何部位。囊肿呈圆形、界限清楚、直径一般2~4 cm，质软、有紧张感、活动度差，与皮肤无明显粘连，如囊肿与咽部相通，囊肿内容物排出后，体积缩小，如管道阻塞，内容物不能通过瘘管，则囊肿缓慢扩大。囊肿合并感染时增大，有压痛，囊肿内容物变为脓液。

（2）鳃源性瘘：比较多见，常发生在婴幼儿期，瘘口多在胸锁乳突肌前缘下1/3位置，较囊肿位置低，像小米粒大小，直径不超过2 mm。鳃源性瘘管口呈漏斗状内陷，有时不易发现，从瘘口处间断排出透明黏液，合并感染时排出脓液。

3 鳃源性囊肿和瘘怎么诊断？

鳃源性囊肿根据查体胸锁乳突肌前缘长期存在囊肿史并有条索通向颈动脉处，或鳃瘘瘘口位于胸锁乳突肌前缘中下 1/3 交界处，有囊肿感染破溃或切开引流史，瘘口有透明水样液流出，瘘口纤维条索上升到颈动脉处等就可诊断为鳃瘘。少数患儿经瘘口造影可显示瘘管，但大多数造影困难，不易实现。

4 鳃源性囊肿和瘘怎么治疗？

目前，手术是鳃裂囊肿和瘘的唯一治疗方法（图 7-4-1），大多数患儿预后良好。鳃裂囊肿和瘘应早期手术切除，因反复感染可导致瘢痕产生，进而增加手术切除难度，建议患儿 1~2 岁手术。手术要防止损伤周围的血管和神经。如有感染应控制感染后再择期手术。

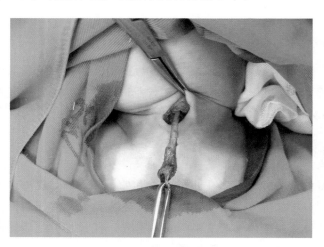

图 7-4-1　左侧鳃裂瘘

典型病例

男童，4 岁，4 年前患儿出生后家长发现其双侧耳前皮肤各有一针尖样孔，平时孔内有少量黏液溢出。3 年前左侧耳前出现红肿、化脓，当地医院给予切开引流，引流出黄白色脓液，抗生素应用、间断换药后切口愈合。1 个月前左侧耳前瘘管再次出现红肿，给予切开引流，抗炎治疗后好转，来院就诊。诊断为双侧耳前瘘管，入院行双侧耳前瘘管切除术，术后治愈出院。

1 什么是耳前瘘管？

耳前瘘管是一种常见的先天性畸形，外观可见耳轮脚前针尖样孔。耳前瘘管是第一鳃裂的遗迹，耳前瘘管可以单独发生而不伴有其他的耳畸形；也有少数人同时伴有腭裂，副耳郭、耳郭发育不全，遗传性耳聋等先天性畸形。多数窦道止于耳轮脚的软骨部，有时窦道有细小分支并有两个开口。

2 耳前瘘管有哪些表现？

瘘管开口多位于耳轮脚前。一般无症状，按压时可有少许稀薄黏液或乳白色皮脂样物自瘘口溢出。合并感染时出现局部红肿、疼痛（图 7-5-1），可伴发热，数日后形成脓肿并可自行破溃，流出淡黄色脓液，不久可自愈并反复发作。

3 耳前瘘管如何治疗？

无症状者可不作处理。有分泌物溢出、局部瘙痒者，宜早期行手术切除。若发生瘘管感染化脓，需脓肿切开引流，局部换药等治疗，待感染控制后手术切除。

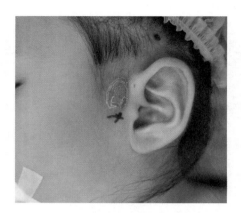

图 7-5-1　左侧耳前瘘管合并感染

4 耳前瘘管会复发吗?

耳前瘘管是先天发育异常,基底部可有多个分支(图 7-5-2),手术完整切除后不会复发。但术前有感染化脓病史,瘘管不宜彻底切除,容易复发。

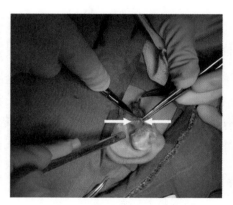

术中见瘘管基底部多个分支
图 7-5-2　右侧耳前瘘管

5 耳前瘘管术后对生活有什么影响?

耳前瘘管切除术后一般对生活无影响,也不会对听力产生影响,但有过感染切开引流病史的瘘管切除后的瘢痕会比较明显,同一个患儿感染脓肿切开引流侧和无感染史侧术后不同手术瘢痕(图 7-5-3、图 7-5-4),感染引流后的瘢痕较重,可能影响美观。

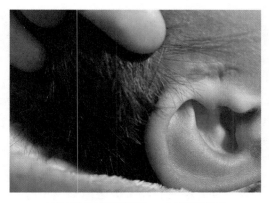

感染控制后行瘘管切除，术后瘢痕较重

图 7-5-3 右侧耳前瘘管

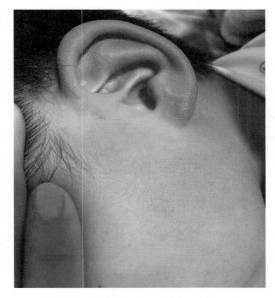

无感染史行手术治疗，切口愈合好，平整、美观

图 7-5-4 左侧耳前瘘管

第六章

颈部淋巴结肿大

在婴幼儿期及学龄期，家长们经常会触摸到孩子脖子上有大小不等的多个小疙瘩，有的疼痛、有的不疼，有一部分能够推动、有一部分不能活动，有的短时间出现后又自行消退，而有的长期存在。这些小疙瘩到底是什么呢？最多见的是颈部肿大淋巴结。

1 什么是淋巴结？

淋巴结是人体内重要的免疫应答器官，为圆形或椭圆形小体，直径为1～25 mm，多聚集成群，分布于全身各个组织。颈部的淋巴结大约占全身淋巴结总量的30%，它能够引流头颈部、上肢及胸部等区域的淋巴，是淋巴结病变的好发区，在临床中意义重大。

2 哪些疾病会引起颈部淋巴结肿大？

颈部淋巴结肿大是临床上常见的一种表现，很多病因会导致颈部淋巴结肿大，常见的原因有两大类。

（1）炎性淋巴结肿大。

1）急性淋巴结炎：包括急性细菌或病毒感染引起的化脓性淋巴结炎、坏死性淋巴结炎、猫抓病等。

2）慢性淋巴结炎：包括特殊细菌感染引起的结核性淋巴结炎、真菌性淋巴结炎、非特异性淋巴结炎等。

3）川崎病。

4）传染性单核细胞增多症。

（2）肿瘤性淋巴结肿大。

1）恶性淋巴瘤。

2）急性白血病。

3）转移性肿瘤。

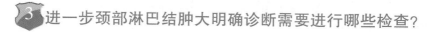

③ 进一步颈部淋巴结肿大明确诊断需要进行哪些检查？

颈部浅表部位的淋巴结可被触及，但位置深、体积小的淋巴结一般无法触及，单纯凭借触诊难以鉴别淋巴结的具体性质。

临床上可用来进行淋巴结检查的影像学方法有多种（超声、CT、核磁等均可），超声检查凭借无创性、实时性、费用低、操作简便、准确率高等特点更容易被患者所接受，是目前浅表淋巴结病变的首选影像学检查方法。颈部彩超可帮助我们了解肿大淋巴结的大概数量、位置、大小、纵横比、皮髓质结构是否清晰、血供等情况，对颈部淋巴结病变的性质有较大提示作用；另外，不排除恶性淋巴结病变的应做 CT 检查，以全面评估淋巴结和周围组织情况。

④ 颈部淋巴结肿大怎么治疗？

颈部淋巴结肿大的治疗需要建立在明确诊断的基础上，积极寻找病因，然后针对引起淋巴结肿大的原因进行治疗。

（1）慢性非特异性淋巴结炎、猫抓病等淋巴结肿大症状轻微、可自行痊愈，无需特殊治疗。

（2）坏死性淋巴结炎、传染性单核细胞增多症等颈部淋巴结肿大可自行痊愈，但因合并反复发热、咽痛、颈部淋巴结肿痛等症状较重，须进行抗病毒药物、抗生素应用、糖皮质激素等治疗。

（3）对于病因明确的颈部炎性淋巴结肿大，如化脓性淋巴结炎，应积极抗感染治疗，脓肿形成时须行脓肿切开引流术；结核性淋巴结炎，须给予正规抗结核治疗。

（4）川崎病的孩子也可表现为颈部淋巴结肿大，须给予丙种球蛋白、阿司匹林、糖皮质激素等综合治疗。

（5）对于病因不明确的，尤其是恶性肿瘤不除外的孩子须行淋巴结活检术，根据病理结果确定治疗方案。

术前护理要点

1. 小儿头颈部的疾病如耳前瘘管、鳃源性囊肿及瘘、甲状舌管囊肿等，一些家长考虑到患儿年龄小，担心手术和麻醉风险，出现继发感染后才来诊治，加大了手术风险，增加了患儿痛苦，延长了住院时间，因此发现问题要及时到正规医院就诊，适时治疗。

2. 头颈部手术术区需备皮，家长可以提前在理发店准备好。

3. 合并感染时需应用抗生素，炎症控制后 3~6 个月择期手术。

4. 肌性斜颈宝宝一般出生后发现颈部有一包块，家长采取正确的手法按摩，部分婴儿可治愈。如随着宝宝长大肿块逐渐减小，出现头面偏斜，下颌偏向对侧，头偏向患侧，两侧面部不对称，影响美观，应纠正头位，宝宝 6 个月 ~1 岁来医院手术治疗。

颈部囊肿及瘘管应避免感染，观察局部皮肤是否红肿、破溃；观察肿物随呼吸及吞咽动作有无上下移动；经瘘管排出物颜色、性质。

 术后护理要点

1. 术后平卧位，保持呼吸道通畅。

2. 观察切口敷料有无渗出，及时更换，呼吸是否通畅。

3. 麻醉清醒后少量饮水，6 小时后流质易消化温凉饮食，避免生硬及刺激性饮食，促进术后快速康复。

4. 肌性斜颈患儿术后肩部垫高，颈部后仰，头部保持中立或偏向健侧，避免粘连复发。甲状舌管囊肿的患儿术后进食温凉软食，减轻水肿及疼痛，避免汗渍及饮食污染切口，及时更换切口敷料，避免颈部过度后仰，牵拉切口。鳃源性囊肿及耳前瘘管患儿定时换药，一般术后 3 天换药 1 次，5~7 天拆线，有部分患儿皮内缝合，不需要拆线。

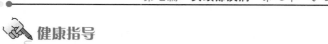

健康指导

　　斜颈患儿术后功能锻炼，头部保持中立或偏向健侧，年长患儿术后佩戴颈托，避免头颈习惯性偏斜。甲状舌管囊肿患儿术后定期复查彩超。淋巴结肿大患儿根据病理结果制定治疗方案。

第八篇 便秘

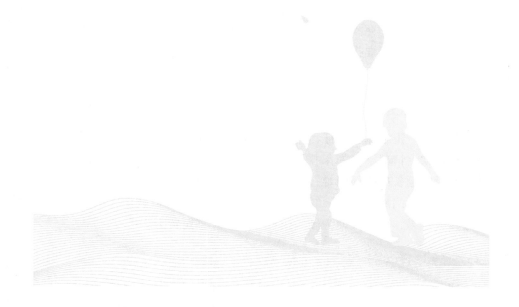

第一章 便秘

典型病例

女童，7 岁，5 年前无明显诱因出现便秘，起初 4~7 天排 1 次大便，大便干结，排便困难。2 年前症状加重，最长 15 天无大便排出，使用开塞露后排出球样粪便，偶有肛裂、大便后滴血。3 个月前患儿出现污粪，大便污染衣裤而不自知，每周 1~2 次，量少，未给予治疗，1 个月前污粪加重，每天 1~2 次，污粪量多，小便时可有少量大便排出，无自主排便意识，给予开塞露后可排出大量干结大便。至郑州大学第一附属医院后给予回流灌肠治疗，排出大量干粪块。钡灌肠造影示结肠迂曲冗长。24 小时复查腹部立位平片示全结肠内仍见残留钡剂，直肠肛管测压示直肠肛门抑制反射存在，直肠容量感觉阈值升高，最大注气 50 mL 患儿无排便感。诊断为功能性便秘合并充溢性大便失禁，给予饮食调理、灌肠排出宿便，定时排便训练，重新建立排便反射，制定方案生物反馈治疗 6 个疗程后便秘明显好转，8 个疗程后不再有大便失禁。

1 什么是便秘？

便秘是一组临床综合征，一般包含以下 4 个方面内容：①排便次数过少，正常饮食情况下，如果排便次数每周少于 3 次可视为排便次数过少。②排便时间延长或排便困难，重者每次排便时间可长达 30 分钟以上，合并肛裂可伴有肛门痛或便血。③粪便干结，由于排便次数减少，结肠内容物水分吸收过多，导致大便为硬粪或干球粪。④排便费力。

2 儿童为什么会出现便秘？

便秘可分为功能性便秘和器质性便秘。功能性便秘主要原因为膳食纤维摄入不足、饮水不足、缺乏运动、遗传易感性等。目前精神心理因素也得到重视。有研究显示心情不佳、行为问题、发脾气、缺乏规律的睡眠、应激性事件刺激等也与便秘的发生有关。

3 儿童便秘常见吗?

全球儿童便秘患病率为 9.5%，占门诊儿童消化道疾病的 25%，发病率非常高，是临床小儿排便功能障碍中最常见的症状之一。

4 长期便秘会对宝宝产生哪些影响?

长期便秘可发生肛裂、便血、直肠脱垂，排便时宝宝会有明显的肛门疼，疼痛可反射性地使排便过程中途停顿，粪便过久滞留结肠内，更加干燥，进一步加重便秘，呈恶性循环，可继发痔疮和直肠脱出。长期便秘可导致直肠肛门功能紊乱，排便功能不协调，继发充盈性便失禁。便秘日久者，可伴有精神不振，对排便焦虑和恐惧、食欲减退，因饮食摄入不足会发生营养不良。

5 怎么诊断小儿功能性便秘?

小儿功能性便秘罗马Ⅳ诊断标准如下。

对于<4 岁患儿，下述症状至少包括 2 项，持续至少 1 个月：①每周排便≤2 次。②有大便潴留史。③有排便疼痛或困难史。④有排出大块粪便史。⑤直肠内存在大粪块。在已行排便训练的小儿中，还需具备以下症状：①学会自主排便后至少每周发作 1 次大便失禁。②排出可能堵塞厕所的大块粪便。

对于≥4 岁患儿，在不满足肠易激综合征诊断的前提下，下述症状至少包括 2 项，每周至少发作 1 次，持续至少 1 个月：①4 岁以上发育中儿童每周在厕所中排便≤2 次。②每周至少发作 1 次大便失禁。③具有粪便潴留姿势或过度的自主憋便。④疼痛或困难排便史。⑤直肠内存在大粪块。⑥排出可能堵塞厕所的大块粪便。

6 如何治疗便秘?

如果家中宝宝有便秘，首先要在思想上重视。功能性便秘一般采取保守治疗，方案如下。①饮食疗法：调整饮食，增加膳食纤维。②排便训练：定时排便，养成排便习惯。③增加运动量或顺时针按摩腹部促进肠道蠕动。④功能锻炼：生物反馈治疗，纠正盆底肌和肛门外括约肌收缩乏力或不协调。⑤药物治疗：使用高渗透性泻剂，如乳果糖，聚乙二醇等，通过增加粪便的渗透压，辅助排便，急性便秘可以使用开塞露。⑥中医药治疗。保守治疗效果不佳的话，有可能宝宝患上了器质性便秘，需进一步检查。

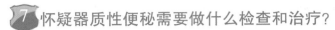

7 怀疑器质性便秘需要做什么检查和治疗？

原则上先形态学后功能学检查：X线摄像，包括常规检查腹部X线摄像和腰骶部X线摄像；X线钡剂造影，包括钡灌肠造影和24小时延迟摄片，根据结肠形态，了解有无器质性疾病，如肛门狭窄、先天性巨结肠等器质性疾病引起的便秘患儿，应积极外科治疗。CT或磁共振检查，了解脊柱、脊髓的结构形态，了解盆底肌肉发育情况；直肠肛管测压，动态了解直肠肛管功能的检测方法；其他，包括排便造影检查、结肠传输时间测定、内镜检查、肌电图检查等，根据具体情况选择。

典型病例

　　女宝，3 个月，3 个月前即患儿出生后 24 小时无胎粪排出、腹胀，当地医院给予灌肠治疗，腹胀缓解；近 2 个月患儿间断出现腹胀，每日使用开塞露刺激排便，今至郑州大学第一附属医院就诊，查体：高度腹胀，以上腹部为主，全腹叩诊鼓音，肛诊发现直肠壶腹部空虚，退出手指，可见气体及粪便排出，考虑先天性巨结肠收住院。钡灌肠造影检查示直肠乙状结肠远端狭窄，乙状结肠近段扩张；直肠肛管测压示直肠肛门抑制反射阴性。诊断先天性巨结肠（普通型），行腹腔镜辅助改良 Soave'S 巨结肠根治术，术后 1 周恢复良好，患儿出院，出院 2 周后门诊复查，饮食正常，腹软，排便 1~3 次/天，规律扩肛 5 个月治愈。

1 什么是先天性巨结肠？

　　先天性巨结肠是肠道部分神经节细胞完全缺失的一种疾病，又称先天性肠无神经节细胞症，最早为丹麦医生 Harald Hirschsprung 于 1886 年在柏林儿科学会上首先报道，并对该病进行了详细描述。由于病变段肠管缺乏神经节细胞导致肠管痉挛性狭窄，近端肠内容物无法正常排空，肠内容物大量潴留，从而导致近端肠管被动扩张、肥厚，继发腹胀、排便障碍（图 8-2-1）。先天性巨结肠为常见的小儿消化道畸形之一，全球发病率约 1/5000，以亚洲人群发病率最高（1~4）/5000，位居消化道畸形第 2 位，男女比例为 4:1，80% 在出生后几个月内即发病。

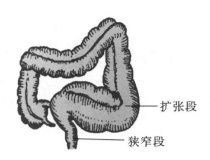

扩张段

狭窄段

直肠狭窄、近端乙状结肠扩张

图 8-2-1　先天性巨结肠大体示意

2 宝宝为什么会得先天性巨结肠？

先天性巨结肠是一种与遗传有关的多基因、多因素参与的复杂性疾病。多数学者认为胚胎早期环境因素在对神经嵴细胞的迁移途径以及最终分化程度上起至关重要的作用。细胞外基质的异常是先天性巨结肠的发病机制之一。肠壁的缺血缺氧、感染、毒素、炎症等因素亦与先天性巨结肠的发病有关。目前有关先天性巨结肠遗传因素的相关研究尚无明确结论，可以确定的是单纯的遗传因素并不能发病，必须要有环境因素的共同作用才能发生。

3 先天性巨结肠有哪些临床表现？

正常足月宝宝90%以上生后24小时内排胎便，3天内逐渐变为黄色稀便。如果宝宝生后24小时没有排胎粪或胎粪3天还没有转变为黄色，有可能宝宝患有先天性巨结肠，需要到医院就诊。先天性巨结肠患儿主要症状为便秘、腹胀、呕吐。大多数孩子有腹胀，严重者腹壁发亮，静脉怒张，可见肠型。呕吐也是常见症状，频次多少不等，早期不含胆汁，严重时可呕吐含胆汁的黄绿色内容物。除此以外，若并发小肠结肠炎，可出现腹泻、发热、腹胀加重及大便恶臭等表现。

4 如何诊断先天性巨结肠？

一旦患儿出现胎便排出异常，继而反复便秘、腹胀等临床表现，应给予肛诊：内括约肌紧缩，壶腹部有空虚感，拔指后有爆破样排气、排便，此为先天性巨结肠患儿的典型表现。还需要做辅助检查：①腹部立位片，可见典型低位肠梗阻征象（图8-2-2）。②X线钡剂灌肠，可作为先天性巨结肠患儿的首选检查方法，不仅可以明确病变的部位、肠管扩张情况及钡剂排出情况，同时有助于鉴别诊断，而且对于选择合适的治疗方法有较高的临床指导价值。③直肠肛管测压（ARM），ARM以其安全、无创、较高的特异度和灵敏度等优点，已成为诊断新生儿先天性巨结肠的一种常用方法，直肠肛管抑制反射（RAIR）阴性对先天性巨结肠诊断有重要价值。④直肠黏膜吸引活检组织化学检查（RSB），是确诊先天性巨结肠的重要手段。

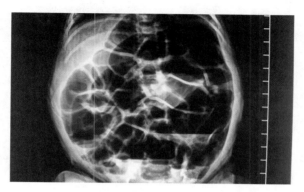

全腹部胀气，伴气液平面，呈低位肠梗阻表现

图8-2-2　肠梗阻立位腹平片

5 宝宝得了先天性巨结肠怎么治疗？

先天性巨结肠的临床类型分为短段型、常见型、长段型、全结肠型、全肠型。根据宝宝的临床表现和巨结肠的临床类型选择手术时机和手术方式。对于一般情况好的患儿，择期行巨结肠根治术。对于新生儿、婴儿等一般情况较差、梗阻症状严重、合并小肠结肠炎或合并其他严重畸形的HD患儿，则应先作结肠造瘘手术，待一般情况改善，造瘘术后3～6个月，再行根治术。目前常用的手术方式包括改良SOAVE、SWENSON术式，入路包括经肛门入路和腹腔镜辅助腹会阴手术切除病变的狭窄段、移行段和扩张段（图8-2-3）。

6 先天性巨结肠宝宝治疗效果怎么样？

先天性巨结肠早期发现，适时治疗，多数患儿术后能达到正常儿的排便效果，对生活及生长发育无影响，少数会出现小肠结肠炎、污粪、吻合口狭窄、吻合口瘘、慢性便秘等并发症。20世纪70年代，先天性巨结肠儿童死亡率为25%~30%，随着认识的提高及巨结肠根治术的技术成熟，患儿生存率及生活质量极大提高，其死亡原因主要包括小肠结肠炎，诊断的延迟以及落后地区有限的医疗资源等。

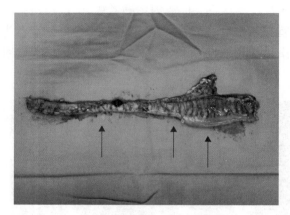

图示箭头从左到右依次为狭窄段、移行段、扩张段

图 8-2-3 常见型巨结肠离体标本

典型病例

男宝，2天，患儿生后1天未排胎粪，出现腹胀、呕吐，查体发现正常肛门位置未见肛门外口，诊断"先天性肛门闭锁"，急转郑州大学第一附属医院治疗，入院后行腹部倒立位、侧位X线片诊断低位肛门闭锁，行"经会阴肛门成形术"，术后恢复良好出院，术后2周复查开始扩肛，定期门诊随访，扩肛6个月，排便正常。

1 为什么宝宝会出现肛门闭锁？

先天性肛门闭锁是在胚胎第4～8周时由尿生殖膈向泄殖腔移行受阻所致，是常见的消化道畸形。发生率为1/5000～1/1500，占消化道畸形的首位，男多于女，男女比例为3∶1，无种族差异，部分病例有家族性发病倾向。可单独发病，也可并发其他系统畸形，如心血管系统、泌尿生殖系统、脊柱和脊髓畸形等。

2 肛门闭锁宝宝有哪些临床表现？

肛门闭锁一般表现为生后无胎粪排出或仅有少量胎粪从尿道、会阴瘘口挤出，正常肛门位置无肛门开口（图8-3-1），可伴腹胀、呕吐。

3 如何诊断肛门闭锁？

肛门闭锁的诊断从症状、体格检查容易得出，肛门闭锁的种类很多，它的类型直接影响着手术方式的选择，对患儿术后恢复的效果也有直接的影响。故诊断主要在于闭锁类型的判断。

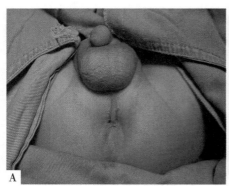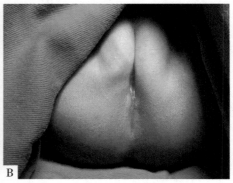

A. 见肛门隐窝处无肛门开口，仅在旁边可见一细小瘘口；

B. 肛门隐窝处无肛门开口，也无瘘口

图 8-3-1　肛门闭锁

（1）腹部 X 线摄片：X 线腹部倒立侧位片（图 8-3-2）可以初步判断肛门闭锁为高位、中位还是低位。高位：盲端位于 PC 线以上；中位：盲端位于 PC 线 I 线之间；低位：盲端位于 I 线以下。

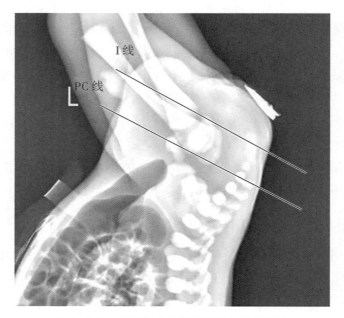

图 8-3-2　腹部倒立侧位片示高位肛门闭锁

（2）B超检查：B超也可以判断直肠盲端至肛窦皮肤的距离，协助判断高、中、低位，其优点在于无创伤，不受体位和时间的限制，但操作过程中探头与皮肤接触的紧密程度会对结果造成一定的影响。

（3）造影：有瘘的患儿可经瘘口造影，了解直肠盲端的位置和瘘管的情况。

（4）MRI检查：对骶骨发育不良的患儿，需行MRI检查，可帮助了解有无脊髓发育异常、骶管或骶前肿物、瘘管及盆底肌肉发育情况。并可作为先天性肛门直肠畸形术前检查、诊断和术后治疗效果的客观评判指标。

4 得了先天性肛门闭锁如何治疗？

肛门闭锁均需手术治疗，但分型不同，手术时间和手术方式也有差别。低位肛门闭锁合并较大瘘口者因在一段时间内尚可维持正常排便，可于生后3个月手术治疗。低位无瘘或有瘘但瘘口小者需急诊手术治疗（图8-3-3）。中、高位肛门闭锁一般无瘘或者瘘口较小无法满足新生儿排便需要，需尽早手术，可一期造瘘、二期根治，也可一期行腹会阴肛门成形术，随着腹腔镜技术的进步，可在腹腔镜辅助下行腹会阴肛门成形术，创伤小、术后恢复快。

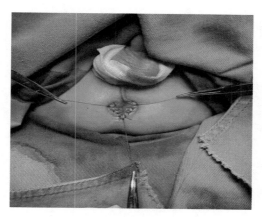

图8-3-3 肛门成形术后即刻外观

5 肛门闭锁的预后如何？

肛门闭锁术后常见的并发症包括肛门狭窄、大便失禁、便秘。低位肛门闭锁一般无并发症，可达到正常儿童的排便控便功能，对生活及生长发育无影响；高位闭锁患儿因肛门括约肌发育不良，可能会有不同程度的大便失禁、便秘等。术后根据情况用磁刺激和生物反馈疗法训练患儿的排便控便，增强盆底肌的功能达到良好的术后排便控便。

第四章 原发性大便失禁

典型病例

女童，10 岁，6 年前患儿无明显诱因出现污粪，3～5 天排便 1 次，排便间隔期有粪块排出，污粪时不自知，1～2 次/天，排稀便时污粪次数增多，夜间偶有污粪。至郑州大学第一附属医院行钡灌肠造影未见明显异常。直肠肛管测压示：直肠肛门抑制反射存在，肛管最大收缩压、最长收缩时间缩短。磁共振未见明显脊髓和骶管病变。诊断：原发性大便失禁（迟缓型）。给予饮食调整，坚持生物反馈治疗，每个疗程 10 天，6 个疗程后患儿污粪消失。

1 什么是大便失禁？

大便失禁是 4 岁以上患儿既往正常排便，1 个月出现至少 1 次或反复发作的、不能控制的粪便流出，且无任何神经源性和解剖结构异常的病因学的改变，以在不合适时间、地点不受控制地漏粪，污染衣物为主要表现，严重影响患者的生活质量。

2 什么是原发性大便失禁？

原发性大便失禁又叫功能性便失禁。多数是在心理极度恐惧和精神抑制之后发病，情绪激动和忧郁对大脑皮质的排便中枢有抑制作用，不能完成正常的排便动作，致肛门失去控制。部分患儿大便失禁与便秘有关，患儿便秘严重时伴发大便失禁。临床常见 6～12 岁儿童，发生率为 1.5%～7.5%，男孩高于女孩。

3 原发性大便失禁会有哪些临床表现？

（1）有大便失禁的病史，即在不合适的时间、地点不能控制地漏粪、污染衣物，包括有便意而不能控制排便和无便意而不自主排便2种情况。由于大便失禁具有特殊的症状，所以根据排便的方式、粪便的形状、粪便污染的内裤、抑制排便的样子等不难确诊。

（2）体检：可存在腹部膨隆和直肠内粪块积蓄，有时粪块在耻骨上可以触到，有时全结肠都可以触及；观察肛门时多数病例可以见到肛周内裤有大便污染；直肠指诊可触及巨大粪块，粪块的表面如黏土，但是粪蕊像岩石样硬，肛门括约肌收缩乏力或不协调。

4 原发性大便失禁如何治疗？

大便失禁治疗的方法包括以下几种。

（1）看护人的教育：应详细告知父母及年长儿本人大便失禁的发病机理及其对生理、心理和生活学习的影响，积极配合医生制订的治疗计划。因此病需要长时间的治疗，本人以及家属需要耐心和努力，对患儿不要责备，采取多鼓励的态度。

（2）除去肠内粪块：采用清洁灌肠或排便灌肠方法，口服缓泻剂以促进直肠粪块的排出。

（3）排便习惯训练：定时排便，保持规律的肠道排空，建立一个良好的排便习惯，对于原发性便失禁有一定的治疗效果。

（4）生物反馈治疗：生物反馈治疗是指利用电生物信息技术将人体的生理变化转变为声音或图形等可听可视的信号，通过这些信号指导学习生理现象的变化。它提供了一种无损伤性、无痛苦、无药物副作用且疗效满意的治疗方法。该方法帮助患儿正确地进行收缩训练和舒张训练（图8-4-1、图8-4-2），增加肛门括约肌的收缩力和协调性，通过生物反馈可以达到治疗的效果。

（5）盆底肌磁治疗（图8-4-3）：采用经皮磁刺激会阴部神经、肌肉，促进盆底肌收缩、调节盆底肌功能、减轻便失禁症状。治疗无侵入，舒适度高，低龄患儿亦可配合治疗。

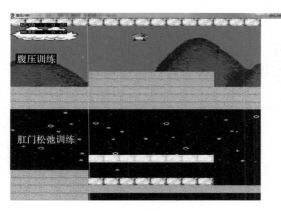

图 8-4-1　收缩训练

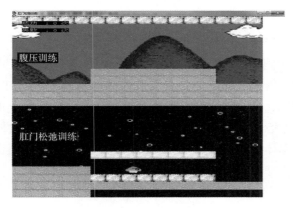

图 8-4-2　舒张训练

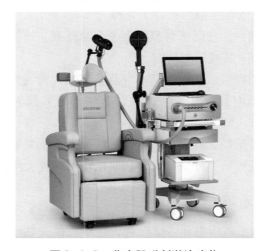

图 8-4-3　盆底肌磁刺激治疗仪

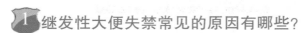

第五章　继发性大便失禁

典型病例

　　男童，8岁半，8年前即患儿出生后3个月因"先天性巨结肠"在某妇幼保健院行"经会阴巨结肠根治术"，术后至今大便失禁，排干便时污粪1～2次/天，排稀便时污粪次数增多，污粪时不自知。入院后行肛门直肠指诊示肛门括约肌收缩乏力；直肠肛门测压示直肠肛门抑制反射存在，肛管最大收缩压、最长收缩时间明显缩短，肛管静息压低于正常；钡灌肠造影示结直肠形态无异常。诊断：先天性巨结肠根治术后大便失禁。根据失禁程度制定个体化的治疗方案：饮食调整、排便训练、生物反馈治疗及盆底磁刺激仪治疗，每个疗程10天，6个疗程后症状消失。

1 继发性大便失禁常见的原因有哪些？

　　继发性大便失禁常见原因有以下几种。

　　（1）神经源性：如腰骶部脊膜膨出、脊髓栓系、腰骶椎发育异常和脊髓损伤，可伴肛门失禁或尿失禁。

　　（2）肛门直肠畸形：肛门直肠本身及盆腔结构均发生改变，直肠盲端位置越高，改变越明显，越复杂，术后出现大便失禁的概率越高，程度越差。

　　（3）先天性巨结肠、肛门直肠畸形术后可出现便失禁。

　　（4）肛门直肠外伤：外伤导致盆底肌损伤，继发大便失禁。

2 如何诊断继发性大便失禁？

　　首先需要详细了解病史和体格检查，这对大便失禁诊断和病因确定非常重要。肛门指诊可初步了解肛门失禁的情况，肛门有无狭窄及其程度、瘢痕的长度和硬度，括约肌有无缺损及缺损程度，括约肌收缩力的强弱；

其次，X 线钡剂灌肠造影可以了解结肠和直肠形态；直肠肛管测压评估肛门功能；MRI 可了解盆底肌和脊髓发育情况。上述检查为大便失禁的程度、组织结构的评定，提供了较为重要的客观指标。

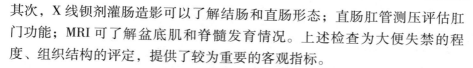

3 继发性大便失禁怎么治疗？

（1）手术治疗：根据病因采用相应的治疗方案，可行括约肌修补或重建术，严重便失禁患者可行顺行结肠灌洗术。

（2）生物反馈治疗：可明显提高括约肌收缩力，降低直肠感觉阈，效果良好。

术前护理要点

1. 首先要了解宝宝喂养和饮食状况：有的配方奶粉会引起宝宝便秘；有的进食过于精细，更换奶粉或者调整喂养方式后症状缓解；有的宝宝挑食，不吃蔬菜水果，引起大便干结；有的宝宝过于贪玩，有意憋便；有的宝宝环境改变不习惯。这些都会引起功能性便秘，需要调整饮食结构，多食一些富含膳食纤维的食物，挑食的宝宝可以把蔬菜或水果榨汁放进食物，做成颜色鲜亮的食物，增加食欲还能改善便秘；买宝宝喜欢的坐便器，养成定时排便的习惯；对于愿意尝试改变的孩子给予一些口头或物质奖励等。

2. 长期便秘的患儿每日灌肠 1~2 次，排出宿便，缓解腹胀；顽固性便秘患儿配合口服软化大便的药物，灌肠时加入开塞露或石蜡油，效果更佳。

3. 先天性巨结肠、结肠冗长症、肛门闭锁术后等疾病引起的便秘为器质性便秘，这些患儿术前需肠道准备，其间患儿食用易消化无渣饮食；营养不良的患儿给予营养测评，进食高蛋白易消化食物，必要时给予静脉营养。

继发性大便失禁患儿控便能力差，肛周皮肤潮红，存在粪水性皮炎，生活质量低，影响患儿的身心发展，局部可使用氧化锌软膏、皮肤保护膜、造口粉、鞣酸软膏等保护肛周皮肤。

肛门闭锁患儿根据腹胀情况留置胃管，保持有效胃肠减压，注意保暖，必要时置入暖箱，避免新生儿硬肿症的发生。

术后护理要点

1. 术后患儿取平卧位，保持呼吸道通畅。

2. 术后第 1 天少量多次流质饮食，逐渐过渡到软食、普食。

3. 妥善固定肛管及尿管，观察肛管周围敷料有无渗湿及大小便污染情况，如有污染及时更换。术后 3 天拔除肛管，避免大便干结或过稀，便后及时清洗肛周，保持肛周皮肤清洁干燥。大便干结时可口服软化大便的药物、补充肠道益生菌；大便过稀时可口服肠道益生菌，应用易吸收的深度水解奶粉，严重时口服蒙脱石散等止泻药，局部皮肤使用氧化锌软膏、皮肤保护膜、造口粉、鞣酸软膏等外用药物，保持皮肤清洁干燥。

4. 佩戴肠造口袋的患儿应妥善固定造口袋，保持腹部敷料清洁干燥，开放造口后观察造口外露肠管颜色，注意保护造口周围皮肤，观察造口排便情况。

健康指导

1. 便秘的患儿都需要家长配合细心观察，提醒患儿定时如厕排便，保持肠道排空，养成规律排便的习惯。入院后灌肠的目的是清空肠道，建立新的排便习惯；再次饮食调节，多食粗纤维饮食，多食猕猴桃、火龙果、酸奶、菠菜及芹菜等食物，补充肠道益生菌，进食软化大便的药物如乳果糖，按摩腹部促进肠蠕动；定期配合盆底磁治疗和生物反馈治疗，达到控便、排便的目的。

2. 经肛门手术的患儿术后需坚持扩肛，一般从术后 2 周开始，根据患儿年龄选择合适的扩肛器，每日 1～2 次，每次 5～10 分钟，教会患儿家长，术后 6 个月内每月门诊复查随访。扩肛时患儿可能会哭闹，家长要坚持，无效的扩肛会引起瘢痕挛缩，继发肛门狭窄，导致排便不畅，严重者甚至需二次手术。

3. 肠造口患儿的家长应掌握更换造口袋的方法：裁剪造口袋的底盘中心口时应比肠造口直径大 1～2 mm，3～5 天更换 1 次造口袋。保持造口周围皮肤清洁干燥，避免粪水性皮炎的发生；观察造口外露肠管颜色有无变暗、变黑，患儿哭闹时避免肠管脱出。

第一章 肛周脓肿

典型病例

男宝，1个月，1周前宝宝腹泻，肛周出现肿物，表面发红，质硬，有触痛，排便时患儿哭闹，局部皮温稍高。就诊于当地医院，给予局部外用消炎止痛膏，口服抗生素、局部护理等对症治疗。2天前肛周肿物颜色暗红，中央变软，触之有波动感，急至郑州大学第一附属医院诊断为肛周脓肿，给予肛周脓肿切开引流术，术后间断换药愈合。

1 什么是肛周脓肿？

小儿肛门周围脓肿常起源于肛隐窝及肛门腺炎症，起病初期一般为肛门周围的软组织感染，3～5天后炎症局限，形成脓肿，局部有压痛和波动感。

2 哪些孩子容易得肛周脓肿？

肛周脓肿常见于小婴儿，尤其是满月前后的新生儿。男性多于女性。常见金黄色葡萄球菌、大肠埃希菌、链球菌等病菌感染。女婴可出现前庭部感染，为一种特殊类型的肛周感染。

3 孩子为什么会得肛周脓肿？

小婴儿肛隐窝深、皮肤和直肠黏膜娇嫩、局部防御能力薄弱是引起肛周脓肿的主要因素。同时新生儿常常发生腹泻，尿便浸渍，粗糙尿布擦拭屁屁，都可能出现屁屁红肿。此外，一过性的雄激素分泌过高，也可能导致肛门腺分泌增多，出现腺管阻塞，易发生感染。

4 **得了肛周脓肿该怎么治疗？**

在肛周感染早期采用保守治疗；用温热水肛门坐浴或少量温盐水湿热敷。也可经肛门给予抗炎栓剂；外敷清热解毒中药，如消炎止痛膏等；保持大便通畅，应用口服抗生素；对于新生儿及婴儿防止尿布污染加重感染，需加强肛周护理；若有腹泻，应寻找腹泻原因，口服益生菌，必要时口服思密达等治疗腹泻。

脓肿形成期，一旦局部有明显波动感或穿刺有脓时，应尽早切开脓肿，排出脓液，减轻张力，通畅引流，定期换药。术后排便可能污染伤口，可每日给予 1∶5000 的高锰酸钾溶液或 3%～5% 的硼酸水坐浴保持局部清洁。

5 **肛周脓肿术后会复发吗？预后怎么样？**

肛周脓肿术后有很高的复发率，反复感染会形成肛瘘，可能和局部解剖及引流不通畅有关。

肛周脓肿如果及时早期治疗可控制感染后痊愈，如果不及时治疗，可穿入直肠周围组织，形成各种类型的肛瘘，严重者反复感染，女性多形成直肠会阴瘘、前庭瘘等，需至幼儿期手术治疗。

第二章 肛瘘

典型病例

男宝，2 岁，9 个月前患儿腹泻后出现肛门周围红肿，至诊所给予外敷拔毒膏等治疗。5 天后局部破溃溢脓液，诊断为肛周脓肿破溃，给予局部冲洗引流，间断换药，伤口逐渐愈合。近半年反复发作，当地医院诊断为肛瘘，为求治疗 1 个月前至郑州大学第一附属医院，查体截石位 3 点钟方向距肛门 1 cm 处可见瘘口外口，肛诊可触及条索状质硬瘘管，行肛瘘挂线术，术后 10 天缝线脱落，2 周后创面痊愈。

1 什么是肛瘘？

肛瘘多由于肛周反复感染、愈合不良而形成的慢性瘘道。肛瘘由内口、瘘管、支管及外口 4 个部分组成。按瘘管有无分支，分为简单瘘及复杂瘘。小儿多为低位简单肛瘘，由内、外瘘口和瘘管组成。仅有少数病例向深部蔓延形成复杂瘘。

2 哪些孩子容易得肛瘘？为什么会得肛瘘？

肛瘘常见于婴幼儿期。多与婴幼儿期肛门直肠黏膜局部免疫结构未成熟，直肠黏液 IgA 低导致婴儿肛周感染，肛周感染未及时治疗，或脓肿形成后未及时切开引流或引流不通畅等均可继发肛瘘。女婴可因感染出现直肠前庭瘘、阴道瘘，为一种特殊类型的肛瘘。

3 肛瘘有哪些表现？

肛瘘早期多有肛门周围感染、破溃流脓的病史。外口可位于肛门周围皮肤任意方向，可见稀薄粪水或脓液经外口排出，内口位于齿状线以上的肛隐窝，探针可贯穿瘘管，有些瘘管走形弯曲。瘘管通畅时多无疼痛，瘘

164

管外口闭合并急性感染，脓液引流不畅或内口较大，稀便流入管内有疼痛，排便时疼痛更严重。

4 得了肛瘘该怎么治疗？

（1）保守治疗：适用新生儿、2~3个月的婴儿及瘘管尚未形成的年长儿。口服益生菌、添加深度水解奶粉调节大便性状，避免腹泻或便秘。合并急性炎症时每日坐浴，全身应用抗生素。

（2）手术治疗：以半岁以上为宜，手术方案一般采用挂线疗法。

5 肛瘘术后会复发吗？会出现大便失禁吗？

肛瘘术后多可顺利愈合，一般不会出现大便失禁，若合并复杂肛瘘及多发肛瘘，术后可能复发。

6 肛瘘术后有哪些注意事项？

调节饮食结构，避免腹泻或便秘；术后肛周加强护理，保持创面清洁干燥，避免大便污染，以1：5000的高锰酸钾溶液或3%~5%的硼酸水坐浴，术后按时随诊。

典型病例

女宝，3个月，3个月前即宝宝出生后发现其肛窦处无肛门，会阴前庭处有一瘘口，自瘘口有稀便排出，以"先天性肛门闭锁合并直肠前庭瘘"为诊断收入我科。入院后择期行经肛窦肛门成形术，术后恢复良好，顺利出院。术后门诊定期复查，扩肛治疗6个月，大便正常。

1 什么是先天性直肠前庭瘘？

先天性直肠前庭瘘是女婴先天性肛门直肠畸形的一种常见类型，宝宝正常肛门位置无肛门，在女阴前庭有一瘘口，与直肠相通，大便可经此瘘口排出。

2 先天性直肠前庭瘘的病因是什么？

先天性肛门直肠畸形是正常胚胎发育期发生障碍的结果。在胚胎第三周末，后肠末端膨大与前面的尿囊相交通，形成泄殖腔，胚胎第4周，尿直肠隔形成，将泄殖腔分为前后两部分，前者为尿生殖窦（女性发育为大小阴唇），后者为直肠。此时泄殖腔与直肠并不与外界相通，分别由尿生殖窦膜和肛膜覆盖，从第5周开始，肛膜处形成凹陷的肛窦，且逐渐加深接近直肠，第7、8周时，两层膜先后破裂，肛膜破裂后形成肛门。多数肛门直肠畸形因泄殖腔膜发育缺陷所致，其缺陷的大小及形态决定肛门直肠畸形的类型，女婴中低位肛门直肠畸形常表现为先天性直肠前庭瘘。许多学者认为引起肛门直肠发育障碍的原因与遗传因素有关，孕早期使用禁用药品或接触化学物质、放射因素等环境因素可能促进此病的发生。

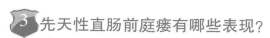

3 先天性直肠前庭瘘有哪些表现？

患此病的宝宝表现为正常肛门位置无肛门，在女阴前庭有一瘘口，与直肠或肛管相通，大便可经此瘘口排出，此瘘口一般较宽大，瘘管较短，生后3个月内多无排便困难，有时畸形不被发现，会阴部反复红肿，在改变饮食、大便干结后，大便很难通过瘘管才被家长发现。

4 先天性直肠前庭瘘的宝宝需要做哪些检查？

临床上通过询问病史及体格检查诊断此病并不困难，但重要的是准确判定直肠末端的高度、了解盆底肌发育情况，还要注意有无伴发畸形，以便采取合理的治疗措施。

（1）瘘道造影：可见造影剂充满瘘道并进入直肠，可以确定瘘道的方向、长度和直肠盲端距肛窦的距离。

（2）B超检查：可以测定直肠盲端与肛门皮肤间的距离，观察瘘管走向、长度。

（3）核磁共振检查：不但能了解肛门直肠畸形的位置高低，而且能判断骶椎畸形及观察骶神经、肛提肌、肛门外括约肌的发育情况，也可作为术后随访、评估病情的手段。

5 先天性直肠前庭瘘如何治疗？

手术是治疗先天性直肠前庭瘘的唯一方法，最佳手术时间是生后3个月左右，手术前建议灌肠促进排便，预防排便不净导致结直肠扩张。手术方式繁多，主要区别在于手术入路的选择及是否同时行结肠造瘘术，目前，一期成形而不进行结肠造瘘的术式因其减少了1次手术且不须佩戴造瘘袋减少了患儿的创伤、提高了生活质量，已被多数小儿外科专家达成共识。但对于入路的选择，国内外学者尚未达成统一意见，主要包括前矢状入路、后矢状入路、经瘘口肛门成形及经肛窦肛门成形术，经肛窦肛门成形术切口位于肛窦（即正常肛门位置），经肛门括约肌中心游离直肠盲端，可恢复女婴正常外阴结构，创伤小，恢复快，已被更多的医生采用。

6 先天性直肠前庭瘘预后如何？

随着手术方式的改善，先天性直肠前庭瘘的治疗效果近年来有明显改善。先天性直肠前庭瘘手术后大多数孩子可恢复正常女阴外观，排便功能正常。少数患儿可能出现并发症，常见的并发症如下。

（1）近期并发症：包括切口感染、瘘管复发、直肠黏膜脱垂、直肠回缩、肛门狭窄等。

（2）远期并发症：包括便秘、大便失禁等，可通过扩肛、调节饮食、生物反馈治疗等措施治疗，严重者需手术治疗，并积极采取排便训练和生物反馈治疗等，以提高排便控制功能和远期生活质量。

典型病例

女童，6岁，6年前即患儿2个月时出现会阴部感染，局部红肿，在当地医院给以抗菌药物应用，局部清洁后涂抹消炎软膏，后感染位置破溃有脓液流出，感染控制后会阴部前庭区可见一瘘口，患儿排稀便时偶可有淡黄色粪水样液体排出，家属为避免患儿瘘口漏便，控制饮食，减少腹泻，每晚清洗肛周和会阴，为求根治入郑州大学第一附属医院，诊断为后天性直肠前庭瘘，肠道准备后行"经肛门直肠前庭瘘修补术"，术后恢复顺利，会阴部结构正常，外观无手术疤痕，随访3年无复发。

1 什么是后天性直肠前庭瘘？

后天性直肠前庭瘘，也称后天性直肠舟状窝瘘，区别于先天性直肠前庭瘘，先天性直肠前庭瘘是先天性肛门闭锁经会阴部前庭瘘口排便，是一种中位肛门闭锁；而后天性直肠前庭瘘，肛门正常排便，多因婴幼儿期肛周感染引起，是女婴肛周感染的一种特殊类型，瘘口位于会阴前庭或舟状窝区域，腹泻时稀便自瘘口排出，也可有气体经瘘口排出。

2 孩子为什么会得后天性直肠前庭瘘？

后天性直肠前庭瘘，多因婴幼儿期间肛门周围感染，形成脓肿，脓肿破溃后形成瘘管，因女婴肛管直肠前壁与会阴前庭处之间组织薄弱疏松，更容易受炎症侵袭，脓肿破溃后形成直肠前庭瘘。

3 怎样确诊后天性直肠前庭瘘？

后天性直肠前庭瘘通过病史及查体就可以诊断。多数婴儿期有腹泻病史，外阴有红肿，可波及大阴唇，甚至到大腿内侧，可伴发热，炎症逐渐加重 5~7 天形成脓肿，自行破溃流脓，炎症消退，瘘管周围坏死组织脱落，肉芽新生黏膜爬行覆盖，最终形成大小不等的瘘口，此期大概 1 个月时间。查体肛门外观正常，大多数孩子在截石位 12 点处可见肛哨痔，舟状窝有一小瘘口，肛诊截石位 12 点处直肠前壁可触及瘘管内口。

4 后天性直肠前庭瘘该怎么治疗？

后天性直肠前庭瘘早期需加强护理，饮食调节，避免腹泻等，多不影响患儿生活及生长发育，可在孩子 3 岁以后手术；术前需要肠道准备 3 天：控制饮食：少渣流质饮食，口服缓泻剂；辅助灌肠等肠道准备；会阴部保持清洁干燥。常用的手术方式是经直肠内直肠前庭瘘修补术。

5 后天性直肠前庭瘘术后有哪些注意事项？

后天性直肠前庭瘘术后引入快速康复理念，第 1 天可饮水，逐渐过渡到无渣、少渣饮食，术后 3 天基本正常饮食，多吃蔬果类膳食纤维多的食物，保持排便通畅、不腹泻也不便秘，若大便过稀加重护理负担，大便干结刺激肛周创面，不利于愈合。要保持肛管、尿管通畅，固定良好。会阴部护理也很重要，要保持会阴部清洁干燥，详见护理要点。

6 后天性直肠前庭瘘术后会有瘢痕吗？术后会复发吗？

经直肠内修补瘘管，会阴部无瘢痕，但若瘘口位于大阴唇，瘘管较长，管腔粗大的患儿，需切除瘘管，术后 7 天拆线，配合外用祛疤药物，瘢痕淡化不明显，效果佳。有报道直肠前庭瘘术后瘘管复发，若手术操作精准、方法恰当，术后护理得当，可有效预防复发。

典型病例

男宝，3 岁，1 年前患儿出现排便困难，1 周排便 1～2 次，大便为干硬条状干便，偶尔为多个小球形便，10 天前排出质硬条形便后经肛门滴鲜血，伴肛门疼痛。随后每次排便时均有疼痛并出血。至门诊就诊，查体见：截石位 12 点肛门口可见一肉赘样软组织凸出，其近端可见裂缝，肛裂处色红、裂口新鲜、整齐、无瘢痕。诊断：便秘并肛裂，给予肛周护理，软化大便，嘱合理饮食，定时排便，并高锰酸钾溶液坐浴，1 周后愈合。

1 孩子为什么会出现肛裂？

受便秘困扰的患儿在日常排便过程中为了排出粪便往往会过度用力，导致肛门压力加大，再加上粪便体积较大且较为干燥，更不易排出。在用力排便的过程中，粪便只能强行通过肛门，如果这种排便过程给肛门带来的压力超过了患儿肛门的最大扩张度，导致肛管上皮（内皮）被擦伤或撑裂，最终就会造成肛门撕裂的现象。

2 肛裂有什么表现？

肛裂表现为肛门疼痛和便血，排便时孩子哭闹或自诉疼痛，轻者仅在排便时疼数分钟，严重者可持续数小时，孩子常因剧痛而不愿排便，长时间大便在结肠潴留，水分被吸收，使粪块变得更硬，排便痛更剧烈，形成恶性循环；大便带血，量不多，有时只有血丝附在粪便表面，或大便上有血迹，也可为排便后出数滴鲜血。临床上的体征表现为肛裂处色红、底浅、裂口新鲜、整齐、无瘢痕形成。而慢性肛裂病程较长，反复发作，底深不整齐，上端时常伴有肥大乳头，下端时常伴有前哨痔，在临床上也被称为肛裂三联征。

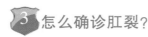

3 怎么确诊肛裂？

肛裂是儿童便血最常见的原因之一，肛裂引起的出血，血液附着在粪便表面，不混合在大便内，或尿布、卫生纸上可见鲜红色血丝，年龄较小儿童无法准确表达痛苦，可能会表现为排便时哭闹不安、拱背或肌肉紧张等。肛门检查时，肛周皮肤可见裂伤，截石位6点、12点尤为常见。

4 肛裂该怎么治疗？

肛裂以保守疗法为主，保持大便通畅，多食蔬菜水果等使粪便软化，必要时口服缓泻剂或灌肠协助排便，局部热敷或高锰酸钾溶液坐浴，可减轻括约肌痉挛及消除疼痛，清洁肛周创面，以促进上皮生长，外敷抗生素软膏，或表皮生长因子等药，帮助创面愈合。

若保守治疗无效，可采用手术方式治疗，切除裂隙瘢痕组织，调节饮食，使患儿术后保持排便通畅，定期坐浴，预防便秘发生，进而改善肛裂症状。

术前护理要点

1. 患儿皮肤娇嫩，应及时更换尿不湿或尿布，保持肛周清洁干燥，避免红臀的发生。

2. 肛周脓肿如有破溃，应保持引流通畅，给予抗生素应用，消除腹泻等诱因。有波动感时及早切开引流，保持引流通畅。

3. 肛瘘患儿保持肛周清洁干燥，及时清除分泌物，避免呼吸道感染。肛裂患儿调节饮食，多食蔬菜水果，粗纤维食物，口服软化大便的药物，保持大便通畅，减轻肛裂疼痛。

4. 后天性直肠前庭瘘术前 1～2 天口服肠道清洁药物，术前晚、术日晨均需清洁回流灌肠，必要时可使用抗生素保留灌肠。

术后护理要点

1. 平卧位，保持呼吸道通畅，保持切口敷料清洁干燥，避免污染，给予易消化饮食。

2. 肛周脓肿的患儿切口处有一引流条，保持引流通畅，避免大小便污染切口，定时冲洗换药；避免患儿剧烈哭闹时引流条脱出，如有脱出，及时换药；口服肠道益生菌，减少腹泻。

3. 肛瘘挂线后应保持肛周清洁干燥，挂线处避免大便污染，排便后应用生理盐水冲洗；挂线一般 7～9 天脱落，避免剧烈活动，防止挂线过早脱落；高锰酸钾坐浴，保持大便通畅，避免便秘引起患儿排便时疼痛。

4. 后天性直肠前庭瘘术后第 1～3 天可饮水、禁食，保留肛管 3 天，尿管 7～10 天，其间每天查看肛管、尿管是否通畅，周围有无分泌物及粪便污染，分泌物需及时清理并更换敷料。粪便污染需拔除肛管，拔肛管后患儿可开始饮食，必要时配合药物口服，保持每日排软便，避免大便干结或过稀，会阴部保持清洁干燥。

健康指导

1. 定时清洗会阴部，保持肛周清洁干燥，多进水果蔬菜，保持大便通畅，定时复查。

2. 肛周脓肿好发于小儿，频繁腹泻后肛周出现一肿块，质硬，局部皮肤发红，后期肿块破溃有脓液排出，肛周脓肿形成后应积极切开引流，可减少日后肛瘘形成的概率。

3. 便秘是造成肛裂的主要原因，应注意调节饮食，口服软化大便的药物，或应用开塞露辅助排便。还应注重心理护理，有的患儿肛裂发生后，对于排便有恐惧心理，拒绝排便，导致便秘越来越严重，引发恶性循环。饮食调节的同时还要培养孩子定时排便的习惯，可购买孩子喜欢的坐便器；定时坐浴，涂药，减轻肛裂的疼痛，促进愈合。

第十篇　单住院日疾病

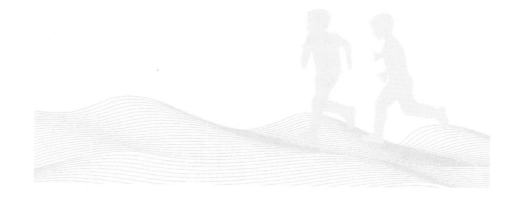

第一章

腹股沟斜疝

典型病例

男宝，2 岁，1 年前哭闹时妈妈发现其右侧腹股沟出现一包块，平卧睡眠时可消失，哭闹或者剧烈活动后又增大，当地诊断为"右侧腹股沟斜疝"，未治疗。两天前，小宝宝哭闹后肿物出现且不能还纳，患儿持续哭闹不止，彩超检查提示右腹股沟一混合回声包块，与腹腔相通，内可见肠管样回声，确诊为右侧腹股沟斜疝并嵌顿，急诊行嵌顿疝复位、疝囊高位结扎术。术后恢复顺利出院。

1 什么是腹股沟斜疝？

腹股沟斜疝俗称"小肠气""疝气"，是指腹腔脏器掉入腹股沟或阴囊内。腹股沟部（俗称大腿根部）或阴囊内出现包块，哭闹、排便、剧烈运动时增大，平静或平卧后消失。

2 为什么会出现腹股沟斜疝？

胚胎早期腹膜在腹股沟内环处向外有一袋状突出，称为腹膜鞘状突，鞘状突沿睾丸引带下降形成鞘膜腔，胎儿第 8 个月时睾丸下降到阴囊后，鞘膜腔与腹腔仍然保持相通。出生前鞘膜腔逐渐闭合。腹膜鞘状突的关闭有时发生停顿延迟或不完全时，鞘状突仍然保持开放或部分开放，当同时有腹壁肌肉发育薄弱或持续腹腔压力增高（哭闹、剧烈活动、慢性咳嗽、用力排便等）时，部分腹腔脏器可突入鞘膜腔，形成腹股沟斜疝。

3 腹股沟斜疝为何会嵌顿，有哪些危害？

当腹压增加、腹股沟或阴囊部可复性包块、不能还纳时，会出现腹股沟斜疝嵌顿，孩子会出现哭闹不止，可伴发恶心呕吐，若未及时处理可出现肠梗阻、肠坏死，阴囊皮肤充血发红提示肠管坏死后引起的阴囊炎（图10-1-1）。对于女孩的嵌顿疝，内容物可能是卵巢，有卵巢坏死的风险。

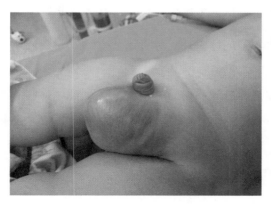

左侧阴囊明显增大，因嵌顿时间长，局部发红

图10-1-1　左侧腹股沟斜疝

4 小儿腹股沟斜疝如何治疗？

小儿腹股沟斜疝少数可能自愈，多为6个月内每周出现少于2次的小婴儿；大部分需要手术治疗，手术包括传统开放手术和腹腔镜微创手术。腹腔镜手术的优势在于：腹腔镜下放大的输精管和精索血管清晰可见，可避免损伤；可显示内环处未闭合鞘状突，同时探查对侧鞘状突是否闭合，若未闭合或存在隐性疝，可1次完成双侧疝气手术；伤口小（图10-1-2）、并发症少，恢复快。

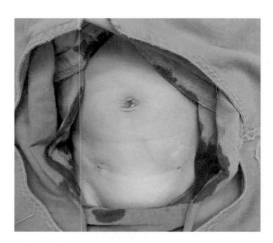

图10-1-2　双侧腹股沟斜疝腔镜手术后切口即刻外观

使用疝带压迫保守治疗，可能会发生睾丸萎缩、卵巢坏死，且影响腹壁肌肉发育；注射疗法易造成精索血管或输精管损伤，药物扩散至腹腔可发生化学性腹膜炎，疗效不肯定，这两种方法不推荐使用。

5 腹股沟斜疝术后需要注意些什么？

保持切口清洁干燥，按时换药，避免过早沾水、小便污染；术后 3 个月内避免腹压增高的活动：婴幼儿避免剧烈哭闹、咳嗽、大便干结等；年长儿注意休息，避免久站及剧烈活动，适当锻炼；合理饮食，术后避免暴饮暴食。

第二章　鞘膜积液

典型病例

男童，2 岁，发现左侧阴囊内包块 1 年，包块呈囊状，平卧休息后肿物稍缩小，活动后增大，就诊于郑州大学第一附属医院，查体左侧阴囊上方可见一肿块，张力大，压之稍疼痛，透光试验阳性，彩超提示左侧腹股沟至左睾丸上方可探及囊性回声，按压可见与腹腔相通。诊断为"交通性精索鞘膜积液"，手术治疗，术后第 2 天出院，1 个月后复查恢复良好。

1　为什么会出现鞘膜积液？

胚胎早期腹膜在腹股沟内环处向外有一袋状突出，称为腹膜鞘状突，鞘状突沿睾丸引带下降，胎儿第 8 个月时睾丸下降到阴囊后，形成鞘膜腔，与腹腔仍然保持相通。出生前鞘状突逐渐闭合。腹膜鞘状突闭塞过程中出现异常，鞘状突保持开放，鞘状突管径细小，肠管不能通过，只允许腹腔液体经鞘状突管流注而积聚在鞘膜腔内，形成鞘膜积液。根据未闭鞘状突管所在部位，鞘膜积液可分为两种类型：精索鞘膜积液和睾丸鞘膜积液。仅精索部鞘状突管与腹腔相通，形成精索鞘膜积液；鞘状突管全程未闭，腹腔液体经过精索鞘状突管流注睾丸鞘膜腔，称为睾丸鞘膜积液。

2　鞘膜积液的表现有哪些？

一般无全身症状，阴囊内或腹股沟区出现局部包块，呈囊性，大小不一，增长缓慢，透光试验阳性，包块不引起疼痛。肿块较大时可有坠胀感。肿块多在白天行走活动后充盈膨胀，张力较高，夜间休息后晨起可缩小。

179

3 鞘膜积液对宝宝有什么影响？该如何治疗？

若鞘膜积液体积不大，张力不高，1岁以内有自行消退机会，可保守观察。若鞘膜积液张力较高，可能影响睾丸血液循环，应尽早手术。手术分为传统手术和腹腔镜手术。腹腔镜手术的优势在于：高位结扎未闭鞘状突，同时探查对侧鞘状突，若未闭合或存在隐性疝，可1次完成双侧手术；伤口小、局部水肿轻，恢复快。

4 鞘膜积液术后需要注意些什么？

注意保持切口清洁，定期换药，避免过早沾水、小便污染等；术后3个月内避免腹压增高的活动，如剧烈哭闹、剧烈活动、咳嗽、大便干结等。注意以上事项，术后多不复发。

典型病例

男宝，2 岁，发现右侧阴囊空虚 1 个月，就诊于当地医院，考虑右侧隐睾。建议手术，来郑州大学第一附属医院就诊，查体：右侧阴囊空虚，发育差，右侧腹股沟区可触及一睾丸样组织，彩超提示左侧睾丸大小约 12 mm×8 mm×7 mm，位于阴囊内；右侧腹股沟区类睾丸样回声，大小约 10 mm×6 mm×6 mm。诊断为右侧隐睾，行右侧睾丸下降固定术，术后睾丸位于阴囊底部，随访 5 年双侧睾丸发育良好。

1 为什么会得隐睾？

胚胎第 7 周睾丸自第 12 胸椎开始下降，下降过程中受下丘脑-垂体-性腺轴影响，如果睾丸下降过程停滞就形成隐睾，这与遗传因素和内分泌失调相关，还与睾丸引带牵引、腹内压及鞘状突闭合程度等相关。根据其停滞的位置不同，还可分为腹腔型隐睾、腹股沟型隐睾、滑动型隐睾、阴囊高位隐睾及异位隐睾。

2 隐睾有什么表现？

单侧隐睾表现为阴囊不对称，患侧阴囊发育差，阴囊空虚，可于外环口上方、腹股沟区触及睾丸，有少数隐睾患儿，睾丸位于腹腔，腹股沟区摸不到睾丸。双侧隐睾时阴囊可能为对称或不对称性发育差，余同单侧隐睾。

3 怎么确诊隐睾？

根据临床表现及体格检查可以诊断，腹股沟型隐睾彩超可辅助诊断，对腹腔型隐睾，MRI 检查可以评估睾丸位置等。

4 得了隐睾该怎么治疗？

隐睾需早期诊断，6个月内观察，部分宝宝睾丸可进一步下降至阴囊。最佳手术时间为1~2岁，因为早期手术，腹股沟管较短，更有利于睾丸下降固定于阴囊底部。腹腔型睾丸需腹腔镜辅助手术，严重者需分期手术，术后根据睾丸发育情况决定是否使用绒毛膜促性腺激素（HCG）治疗促进睾丸发育。

5 隐睾术后睾丸发育怎么样？

阴囊内温度比腹腔低2℃，是睾丸发育的理想位置。早期手术有利于睾丸发育，文献报道2岁前手术多不影响睾丸发育。隐睾患儿在2岁后睾丸就有明显病理改变，若不及时治疗，可能影响睾丸发育。隐睾患儿成年后睾丸发生恶变的概率是正常人的数十倍，需定期复查，早期发现。

6 隐睾术后有哪些注意事项？

隐睾术后早期局部可能水肿、疼痛等，术后2个月内注意休息，避免剧烈活动，术后应定期复查彩超评估睾丸发育情况等。

第四章 包茎

典型病例

男童，6 岁，因龟头不能外露、排尿后滴沥就诊，查体包皮口狭窄，包皮口可见瘢痕，包皮与龟头粘连严重，不能上翻，至郑州大学第一附属医院就诊。诊断为包茎，行包皮环切术，术后龟头及冠状沟外露良好，外观满意。

1 什么是包茎？

包茎指包皮口狭窄，包皮不能上翻显露阴茎头。包茎可分为生理性、假性及真性包茎。

（1）生理性包茎：小儿出生时包皮内板与龟头粘连，新生儿及婴幼儿多为这种类型，在 3~4 岁阴茎生长，包皮自行向上退缩，包皮外翻显露龟头。4 岁男童可外翻包皮显露龟头。

（2）假性包茎：也称包皮过长，因包皮长虽然与龟头无粘连，但不能显露龟头。小儿包皮过长多可自愈，到青春期仅 1% 有包茎。

（3）真性包茎：又分为先天性和后天性，先天性包茎包皮外口窄，包皮与龟头粘连，不能上翻。后天性包茎多继发于龟头或包皮感染或损伤引起，包皮口有瘢痕性挛缩形成纤维环，失去弹性和扩张能力，包皮不能上翻显露龟头，亦称炎性包茎。

2 包茎有哪些危害？

包皮与龟头粘连，皮脂腺分泌物和上皮碎屑组成的包皮垢易在包皮下堆积，呈白色豆渣样，可诱发阴茎头包皮炎，阴茎头及包皮潮湿红肿，产生脓性分泌物，后期炎症吸收、组织粘连可继发包皮狭窄，表现为排尿困难、尿线细，排尿时间延长、尿线分叉，包皮膨胀，尿终滴沥等。

3 得了包茎该怎么治疗？

生理性包茎及包皮过长可保守观察，多不需要手术切除，注意局部清洁，经常上翻包皮，暴露龟头。先天性包皮口狭窄及继发性包茎由于包皮口纤维性狭窄环，需做包皮环切术（图10-4-1）。

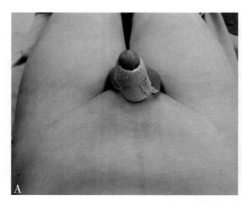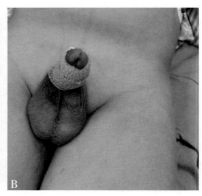

A. 背面观；B. 腹面观

图 10-4-1　手术后即刻龟头显露良好

4 包皮环切术后会复发吗？

行包皮环切术后不会复发，有利于阴茎发育。

5 包皮环切术后有哪些注意事项？

术后保持周围敷料干燥，避免排尿污染，部分患儿术后局部水肿、需穿宽松裤子、减少活动等，水肿会逐渐消退。

男童，10 岁，因"发现腹壁肿物 1 年，切除后复发 4 个月"入院。1 年前发现腹壁肿物，约蚕豆大小，8 个月前至当地医院切除，4 个月前肿物复发，且逐渐增大，至郑州大学第一附属医院就诊，入院行手术扩大切除，送病理检验，病理回示为 β-catenin 基因第 3 外显子 T41A 突变，符合侵袭性纤维瘤病，随访 1 年无复发。

1 常见的体表肿物有哪些？

体表肿物种类繁多，常见的有表皮样囊肿、皮样囊肿、皮脂腺囊肿、毛母质瘤、纤维瘤、副乳、脂肪瘤、脂肪母细胞瘤、淋巴管瘤、血管瘤、疣状痣、各种黑色素肿瘤、表皮痣等。

2 如何区别不同的体表肿物？

体表肿物种类繁多，鉴别困难，需要找专业医生鉴别，必要时可能需要根据术后病理鉴别。比较容易自行鉴别的痣有以下几种。

（1）兽皮痣是患儿出生时皮肤上即有病灶，累及范围大多广泛，皮肤出现黑褐色斑块、隆起、表面不规则，有小乳头状突起或疣状增生，早期有黑色粗毛，好发于头、背腰部或一侧肢体（图 10-5-1）。

（2）甲母痣是甲基质中的交界痣，多为儿童期出现或出生时即有，表现为甲板下一褐色或黑色纵行条带（图 10-5-2），边缘清晰，色泽均匀。当出现褐色条带扩大，甲缘出现斑块、结节、溃疡、出血时，应警惕恶变，尽早手术治疗。

（3）皮脂腺痣多位于头颈部，呈淡黄色，若位于头部，局部头发可稀疏或缺失，随年龄增长可出现疣状增生，影响外观。多建议儿童期手术切除，冷冻和激光治疗通常无法治愈，容易复发（图10-5-3）。

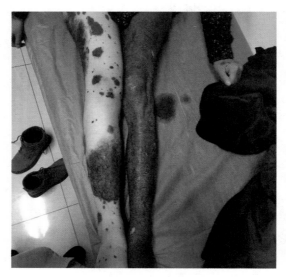

图 10-5-1　肢体兽皮痣

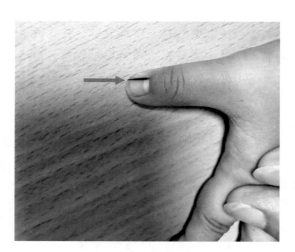

图 10-5-2　黑色甲母痣

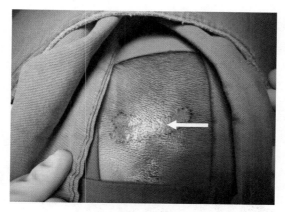

呈淡黄色，局部头发缺失

图 10-5-3 头部皮脂腺痣

3 体表肿物需要做哪些检查？

体表肿物种类较多，除上述几种容易鉴别的可通过肉眼检查确诊外，其他类型多需根据 B 超、CT、MRI 等检查结果，并结合医生的经验来鉴别，有些肿块还需要依靠病理结果确诊。

4 哪些体表肿物有恶变风险？

纤维瘤、表皮样囊肿、甲母痣、兽皮痣、表皮痣等均有恶变风险。

5 黑色素痣恶变时的表现有哪些？

较短时间内迅速增大（图 10-5-4），出现卫星灶，出现杂色，如红色、棕色、灰色、黑色或者色素脱失。边界不规则或出现凹痕，质地的变化如脱屑、糜烂、溃疡和硬化，伴局部淋巴结肿大。

6 痣上长毛是恶变表现吗？

黑色素痣是一种黑色素细胞聚集的良性肿瘤，一般在婴儿期营养充足，新陈代谢快，生长快。痣细胞下面的毛囊往往相对较大，长出来的毛也相对长一点硬一点，并不是恶性的表现。

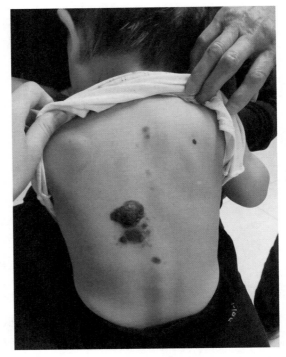

男婴，出生背部即有色素痣，18月龄时切除后病理显示为恶性黑色素瘤

图 10-5-4　恶性黑色素瘤

7 出现什么情况时应及时就诊？

（1）色素痣长在肢端，如手心、脚心、腰围、腋窝、腹股沟、肩部等经常摩擦的地方。

（2）色素痣直径大于 1.5 mm、凸出皮肤、边界不清。

（3）色素痣长在皮肤明显位置时，影响美观或宝宝心理健康时。

（4）色素痣有变大趋势或部分高起或破溃、出血时。

（5）怀疑恶变或病理检查存在恶变倾向时。

8 黑色素痣有哪些治疗方法？应该如何选择治疗方案？

小于 3 mm 的色素痣可以考虑激光、冷冻治疗，但比较容易复发，而且无法留取组织标本进行组织病理检查。大于 3 mm 或突出于皮肤的痣推荐手术切除，病理确定边缘是否切除干净及其良恶性，对于特殊部位较大的痣，可能需要分次手术（图 10-5-5）。

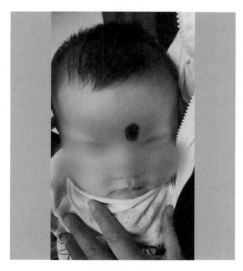

短轴约 1.5 cm

图 10-5-5 前额部黑色素痣

9 体表肿物应该如何治疗？

部分血管瘤可通过外用或口服药物治疗；部分淋巴管瘤、血管瘤可通过药物注射硬化治疗；疣状痣、小于 3 mm 黑色素痣可通过激光、冷冻等治疗；其他体表肿瘤均需手术治疗（图 10-5-6）。

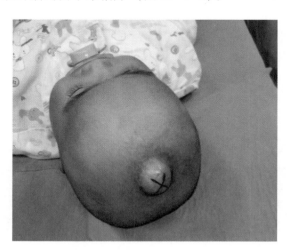

影响囟门闭合，需尽早切除

图 10-5-6 前囟处肿物

10 体表肿物切除后需要病理检验吗?

体表肿物切除后推荐做病理检验,原因有如下几点。

(1) 体表肿物类型较多,鉴别困难,病理检验可帮助确诊。

(2) 有些类型容易复发,病理类型可指导制定治疗方案,如本案例患儿第1次手术仅做了肿物切除、未做病理检查,第2次手术时病理提示侵袭性纤维瘤,侵袭性纤维瘤容易复发,需要做扩大切除才能真正预防复发。

(3) 对于黑色素细胞瘤,因痣细胞肉眼不可见,故需要病理确定边缘是否切除干净。

(4) 对于容易恶变的体表肿瘤,病理可确定瘤体的良恶性,指导下一步治疗。

11 体表肿物术后会复发吗?

体表肿物需完整切除,一般不会复发。婴儿痣细胞处于增殖期,切除时需扩大 1~2 mm,避免痣细胞残留;囊肿切除需要连同囊壁完整切除,否则容易复发;侵袭性纤维瘤需要进行扩大切除,避免术后复发。

第六章 多指/趾畸形

典型病例

男宝，3 个月，生后即发现左手拇指多指畸形，于当地医院就诊，建议半岁后手术治疗。患儿 3 个月后来郑州大学第一附属医院，行 X 线检查提示多指与左拇指有关节相连，行多指切除术和关节成形术，术后给予功能锻炼，效果满意。

1 多指/趾畸形有哪些表现及特点？

多指/趾畸形是比较常见的先天性手指或足趾的畸形，表现为一个或多个指，全部或部分的重复，拇指多指发病率占总数的 90%，其次多小指，而中间手指多指少见（图 10-6-1）。多指/趾畸形多为单独发病，少数为其他遗传性疾病的一部分，有种族特点，华人和白种人拇指多指多见，黑人小指多指畸形常见。

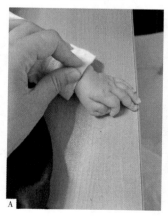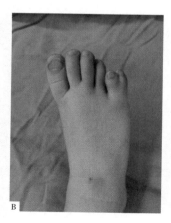

A. 拇指多指畸形；B. 小指多趾畸形

图 10-6-1　拇指、小趾多指畸形

2 多指/趾畸形需要做什么检查？

多指/趾畸形肉眼观察即可诊断，需要做 X 线检查评估多指有无骨骼及与正常手指关系，帮助制定手术方案。

3 多指/趾畸形什么时候治疗最好？

多指/趾畸形一般建议 3 个月～1 岁手术切除，越早越好，过晚手术会影响正常手指的发育，可能对功能产生影响。对于复杂畸形，手指功能难以观察和判断的孩子，手术时间可适当推迟。

4 得了多指/趾畸形家长应注意什么？

家属应注意观察手指功能，单侧多指与对侧手指比较，观察其发育及功能。出生后即被动活动锻炼手指，随年龄增大，鼓励孩子主动活动手指。

5 多指/趾畸形术后对生活有什么影响？

手术切除多余手指/趾，术后对患儿影响不大，合并骨性相连的多指术后适当活动，促进功能恢复，多可取得满意效果。

延迟治疗对心理有影响。部分多指切除过晚，会影响正常手指的发育，可能对功能产生影响。

第七章　舌系带短

典型病例

女宝，3岁，以发音不清2年就诊。孩子自1岁开始学说话，一直发音不清，孩子该上幼儿园了，发音不清可急坏了妈妈，于是带孩子到医院就诊。经过一番检查，医生发现孩子"l，s，z"等翘舌音发音不清，张口后翘起舌头时舌尖明显呈"w"，影响宝宝舌尖上卷，诊断"舌系带过短"，做了舌系带延长术，术后宝宝发音很快就纠正好了。

1 什么是舌系带短？

舌系带是连接在舌头与口底的那条薄条状组织。正常舌系带可以使舌头活动自如，舌尖能自然伸出嘴巴外面，可上舔到上牙龈。

舌系带短俗称祥舌，也有地方称为大舌头，其实舌系带过短的情况并不是我们想象的那么常见。

2 哪些情况属于舌系带短？

（1）舌头不能正常伸到口外，或向上翘起不能接触上唇。

（2）舌头前伸时舌尖因被舌系带牵拉而出现凹陷，呈严重的W形。

需要给妈妈爸爸们强调的是，你认为的短或者和别人家孩子比起来"觉得"有点短的不一定是真的短，请一定去找专业的医生判断。

3 是不是所有的"舌系带过短"都需要剪呢？

不是的！新生宝宝的舌系带本来就是延伸到舌尖或接近舌尖的。随着宝宝牙齿萌出，以及舌头的运动和功能加强，舌系带会逐渐后退，如果不引起溃疡、影响进奶等严重的并发症则不主张早期处理。父母要做的就是带宝宝去医院，请专业医生判断。

4 什么情况下的舌系带短需要剪呢？

（1）新生宝宝的舌头前伸时系带与下前牙摩擦，导致溃疡者，要剪。

（2）过短的舌系带影响宝宝吮吸进食，哺乳困难，可表现为新生儿吸吮无力，消瘦；哺乳时妈妈乳头红肿发炎，剧烈疼痛者，要剪。

（3）舌头前伸舌尖呈小 W（伸舌可到下嘴唇和下巴中间的位置，但舌尖略呈 W 形），不用剪。

（4）舌头前伸舌尖呈中 W（舌尖可以伸出嘴唇，舌尖呈现较明显的 W 形），视情况剪或不剪。

（5）舌头前伸舌尖呈大 W（舌头无法伸出嘴唇，舌尖受舌系带牵拉，呈 W 形，影响进食和说话者），必须剪。

5 剪完舌系带需要如何护理？

6 个月内的婴儿舌系带一般呈膜状组织，无血管生长，仅需剪开，剪开后 2 小时即可开始饮奶，饮奶后饮少量水，家长需要观察是否有出血。1 岁以上的婴儿舌系带增厚、伴血管生长，剪开后需要缝合，但一般使用可吸收线缝合，不需要拆线，进食后也需要饮水以保持创面清洁。2 岁以上的孩子，进食后用温开水漱口。6 岁以上的宝宝剪了舌系带后，需要家长或语音师帮助其进行语音训练，帮助孩子学会上卷舌尖，纠正发音。

第八章 护理要点及健康指导

术前护理要点

1. 术前4小时禁食，2小时禁水，保持大便通畅，避免感冒、咳嗽。做好患儿及家属的心理指导，避免恐惧、紧张情绪的发生，积极完善相关检查。

2. 腹股沟斜疝如果平静状态肿物不能回纳，出现嵌顿，需要手法复位，手法复位失败时需急诊手术治疗。女孩儿发现腹股沟斜疝要及时手术治疗，因为疝内容物多为卵巢输卵管，反复刺激，会出现卵巢水肿、输卵管不通，可能影响生育。

3. 隐睾患儿发现后需细心观察，部分患儿站立时睾丸显现，平卧时消失，需找有经验的医生确定是否需要手术。

术后护理要点

1. 术后平卧位，保持呼吸道通畅，保持切口敷料清洁干燥，避免污染，潮湿。

2. 隐睾腹股沟斜疝患儿术后平卧位，垫高阴囊，减轻阴囊水肿。避免剧烈哭闹、感冒、避免大便干结。

3. 多指/趾畸形患儿观察末梢血运，避免抓挠敷料，保持敷料清洁干燥。

4. 包茎患儿观察龟头血运，龟头处涂抹红霉素软膏，保持小便通畅，预防大便干结，避免尿液污染敷料。

5. 舌系带短患儿进食温凉流质饮食，避免呛咳，避免过热、过辣、过硬的食物。

6. 甲沟炎患儿定时换药。

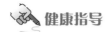 **健康指导**

1. 腹股沟斜疝如出现嵌顿，应及时到医院就诊。腹股沟斜疝术后 3 个月避免剧烈活动，保持大便通畅，避免感冒、咳嗽。

2. 隐睾患儿一般建议 1～2 岁手术治疗；如果睾丸过小，发育不良，需要绒毛膜促性腺激素治疗，定期复查。

3. 有少部分包茎患儿，包皮外口非常细小，影响排尿和阴茎发育，还可诱发阴茎头包皮炎，应从小干预，每天清洗阴茎，循序渐进翻包皮，直至露出龟头，较大患儿可教会清洗包皮的方法，避免龟头处鼓包或者包皮内有尿垢。包皮环切术后的患儿下床活动时应衣着宽松，避免摩擦。

4. 舌系带短的患儿影响吸吮乳汁，吞咽困难，吐字不清晰。轻者可以进行唇肌运动和舌运动训练，严重时需手术治疗。

5. 甲沟炎的预防需要做好个人卫生，保持指（趾）甲的清洁干燥，修剪指甲不可过短，不要养成咬撕、吸吮手指等不良习惯。发现脚趾相互挤压，可以用消毒棉或软物隔开。

附　篇　如何预防和治疗瘢痕

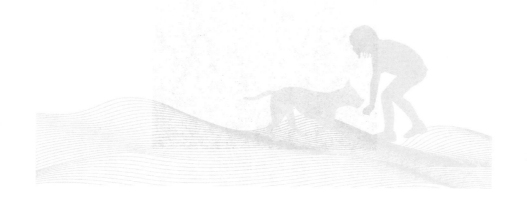

　　随着社会发展和生活水平的提高，人们对美的要求越来越高，很多家长和患者担心术后留疤，期望术后不留疤痕，但术后不留瘢痕是一种理想的状态。除非只伤及表浅表皮层，大部分的皮肤外伤或手术切痕皆会造成不等程度的愈合疤痕，术后会留下一个印迹，这是人体自我修复的必然产物。根据形态的瘢痕不同，可分为正常瘢痕、增生性瘢痕（附图1）、瘢痕疙瘩（附图2）、萎缩性瘢痕，随着医疗技术的不断进步，大部分疤痕都是可以通过修复治疗进行改善的。目前疤痕的治疗目标一般是达到"社交距离无疤"，即在两人面对面聊天的距离，直视时不能看见瘢痕。

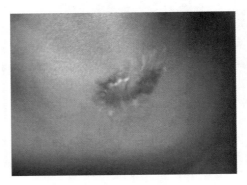

附图1　增生性瘢痕

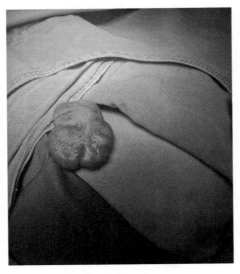

附图2　瘢痕疙瘩

1　什么手术可以做美容缝合？

大部分手术都可以做美容缝合（附图3），从整形的角度做缝合，要求皮肤、皮下各层组织对合良好，且缝合时做一些减张处理，这样可以减少疤痕形成。但感染性伤口和皮肤或皮下组织缺损较多的，很难达到组织学的良好对合。手术切口的选择也会影响手术效果还会影响手术疤痕的形状、大小、深浅等，因此手术时选择正确的手术切口，可以为后期减小手术疤痕打下很好的基础。

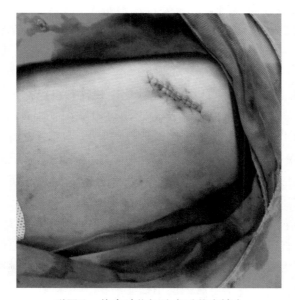

附图3　体表肿物切除术后美容缝合

2　怎么使瘢痕达到社交距离无疤？

（1）预防感染：受创伤越严重的伤口，炎症反应越强烈，将来所形成的疤痕亦更显著，故应预防感染。

（2）适时拆线：拆线时间不宜过晚，根据不同部位选择合适的拆线时间。延迟拆线容易留下针脚疤痕。不同部位拆线时间也不尽相同：头、面、颈部在术后第4～5天拆线，下腹部、会阴部术后6～7天，胸部、上腹部、背部、臀部术后7～9天，四肢术后10～12天，减张缝合术后14天。

（3）清洁彻底：拆线以后对伤口的清洁很重要。有些宝妈说宝宝已经受伤1个月了，却从来不敢清洁伤口，只敢用碘伏轻轻地消毒（不敢用力）。这样的情况容易造成疤痕处油脂、皮屑、渗液堆积，甚至出现细菌感染，加重局部炎症反应，容易导致疤痕增生，所以一定要保持切口或伤口清洁干净。

（4）减张措施：采用减张胶布（免缝胶带）或者减张器的方法，把伤处两边的皮肤往中间挤，让伤口或疤痕处不要因为受到两侧皮肤张力的牵拉而造成疤痕的变宽和凹陷，所以减张是非常非常重要的。"减张神器"的使用能有效减轻瘢痕增宽，主要产品有硅酮胶带、胶水、减张器、减张胶带、绷带、头套、支具。关节处的伤口最好能减少活动，否则影响伤口愈合，反而刺激疤痕产生，此即四肢关节处之疤痕通常较明显之原因。

（5）加压：按摩疗法可以使硬疤软化，并且有组织扩张的效果，可以改善凸起或有挛缩倾向的疤痕。压迫疗法可以减少伤口向外拉张的力量，使疤痕变得较平、较细。以美容胶纸或硅胶片压贴于愈合的伤口上，美容胶纸需每天24小时贴牢，硅胶片则需贴12小时左右，贴压的范围必须大于伤口本身并包括周围的正常皮肤才有效。对于大面积的伤口，则可考虑紧身弹性衣的压迫治疗方法。

（6）正确使用祛疤产品：不少宝爸宝妈们也会到网上咨询说是不是可以使用各种各样的除疤产品、该何时使用等。一般要求祛疤产品每日使用4~6次，坚持使用6个月以上；随意停止使用，或者使用频次不够，都会影响祛疤效果，故一定要遵医嘱使用祛疤药物。

（7）防晒：避免日晒及使用化妆品或保养品，减少色素沉淀及刺激疤痕的增生。

③ 什么是瘢痕体质，我是瘢痕体质吗？

疤痕体质的人在人群中比例极小，其表现为伤口愈合后，表面疤痕呈持续性增大，不但影响外观，而且局部疼痛、红痒，疤痕收缩还影响功能运动。疤痕疙瘩好发部位多为前胸、肩胛，表面疤痕呈持续性增大，色红、质硬，压之褪色，凸于正常皮肤表面，女性好发率大于男性。目前尚无可靠检查能预测人体是否属于瘢痕体质。

4 新瘢痕和旧瘢痕一样吗？

新瘢痕通常是指瘢痕组织不稳定，处于增殖阶段，临床所见为瘢痕突出表面，外形不规则，高低不平，潮红充血，质实韧，有灼痛及瘙痒感。一般瘢痕的增殖期为半年，也有些严重的病例往往在创伤愈合后 1~2 年，瘢痕尚在充血增殖状态中。一般创伤 2 年后的瘢痕趋于稳定、不再增生，称为陈旧性瘢痕。

5 新旧瘢痕治疗的差异有哪些？

新瘢痕的治疗：预防为主。切口愈合后需要用抗瘢痕药物，必要时结合弹力绷带压迫。1 个月左右，切口瘢痕开始出现红、硬，部分患者可能会出现凸起并痛痒感，这种情况就可以考虑开始染料激光、plasma、点阵激光等光电的联合治疗。

陈旧性瘢痕的治疗：除了手术，还有光电技术、电子线技术、剥离增容技术、药物注射技术等。

6 瘢痕治疗的主要方法有哪些？

（1）体表外用制剂：洋葱提取物、丝裂霉素 C、咪喹莫特、多磺酸黏多糖等。

（2）局部注射治疗：5-FU、糖皮质激素、博来霉素、平阳霉素等。

（3）物理治疗：硅酮制剂、放射疗法、冷冻疗法、压力治疗、黏性微孔低致敏纸胶带等。

（4）光电技术治疗：强脉冲光、脉冲燃料激光、点阵激光、射频消融等。

（5）手术治疗：病损切除、局部游离皮瓣修复、植皮或扩张器等。

7 什么样的伤口可以用胶水直接黏合？

小朋友经常磕伤碰伤，如果只是浅层伤口没有达到真皮或皮下组织，在没什么张力的情况下，可以进行伤口的黏合。外科胶水也用于伤口缝合深层后最外层伤口的闭合，前提是没有渗出。

8 小孩子瘢痕的加压治疗会不会影响其生长发育？

小孩子的配合度很低，对压力的控制也很难。太松则达不到治疗效果，太紧则影响孩子的生长发育。针对这一点，不建议用通用型的压力疗法。压力套、支架尽量量身定做，经常进行调整，一般不影响小孩的生长发育。

最后还是要说一句，瘢痕的治疗方法多样，不同的瘢痕，不同的病情，要有针对性地选择合适的修复治疗方法，没有最好的，只有相对合适的。

参考文献

［1］冯杰雄，郑珊. 小儿外科学［M］. 北京：人民卫生出版社，2015.

［2］EMMANUEL A，AMEHSTEPHEN W，BICKLERKOKILALAKHOOBE-NEDICT C，et al. Pediatric Surgery［M］. Berlin Heidelberg：Springer 2021.

［3］张金哲. 张金哲小儿外科学［M］. 北京：人民卫生出版社，2021.

［4］蔡威，张潍平，魏光辉. 小儿外科学［M］. 北京：人民卫生出版社，2020.

［5］张金哲，杨啟政，刘贵麟. 中华小儿外科学［M］. 郑州：郑州大学出版社，2006.

［6］李正，王慧贞，吉士俊. 实用小儿外科学［M］. 北京：人民卫生出版社，2001.